小康路上一个都不能掉队！

——习近平 2017 年新年贺词

发展残疾事业，加强残疾康复工作。

——习近平中共十九大报告

U0385866

《视力损伤人士康复社会工作手册》
作者名单

谭静仪　香港注册社工，香港盲人辅导会行政总裁

郑美冰　香港注册社工，香港盲人辅导会复康服务总监

梅小萍　香港注册社工，香港盲人辅导会院舍服务总监

欧阳志华　香港注册视光师（第一部分），香港盲人辅
　　　　　导会普通眼科及低视能中心经理

钟见梅　香港盲人辅导会中央点字制作中心主任

张美凤　香港盲人辅导会盲人工厂前任经理

陈兆伟　香港注册社工，香港盲人辅导会职业支持及发
　　　　　展中心主任

李美美　香港注册社工，香港盲人辅导会复康中心主任

陈丽怡　香港注册社工，香港盲人辅导会讯息无障碍中
　　　　　心经理

杨可欣　香港注册社工，香港盲人辅导会视障儿童家庭
　　　　　资源中心主任

张颖茵　香港注册社工，香港盲人辅导会视听障人士资
　　　　　源中心视听障服务主任

林智强　香港盲人辅导会辅助仪器服务经理

许凯军　香港盲人辅导会香港畅道科技有限公司经理

黄君保　心光盲人院暨学校副院长/校长（心光学校）

徐启明　香港失明人协进会会员

霍震威　香港导盲犬协会前任教育及推广经理

社会服务发展研究中心　主编

康复社会工作实务系列

（社会工作实务手册·第二辑）

视力损伤人士
康复社会工作实务手册

香港盲人辅导会　　著

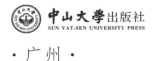

中山大学出版社
SUN YAT-SEN UNIVERSITY PRESS

·广州·

图书在版编目（CIP）数据

视力损伤人士康复社会工作手册/香港盲人辅导会著. —广州：中山大学出版社，2018.1

（社会工作实务手册. 第二辑：康复社会工作实务系列）

ISBN 978 - 7 - 306 - 06210 - 9

Ⅰ.①视… Ⅱ.①香… Ⅲ.①视觉障碍康复训练—社会工作—手册　Ⅳ.①R774 - 62

中国版本图书馆 CIP 数据核字（2017）第 249412 号

出 版 人： 徐　劲
策划编辑： 葛　洪
责任编辑： 葛　洪
封面设计： 林绵华
责任校对： 王旭红
责任技编： 何雅涛
出版发行： 中山大学出版社
电　　话： 编辑部 020 - 84111996，84113349，84111997，84110779
　　　　　　发行部 020 - 84111998，84111981，84111160
地　　址： 广州市新港西路 135 号
邮　　编： 510275　　传真：020 - 84036565
网　　址： http://www.zsup.com.cn　E-mail：zdcbs@mail.sysu.edu.cn
印 刷 者： 广东省农垦总局印刷厂
规　　格： 787mm×1092mm　1/16　13.375印张　120 千字
版次印次： 2018 年 1 月第 1 版　2018 年 1 月第 1 次印刷
定　　价： 32.00 元

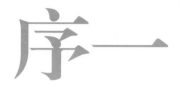

序一

张建宗
香港特别行政区政府政务司司长

　　我们每个人无论贫富伤健，都有天赋的能力和权利。残疾人士虽然在某些方面受限制，也要克服种种挑战，但亦有自己的特长和才干，只要给予适当的机会，就可以和你我一样为社会做出贡献。

　　香港特别行政区政府（下称"香港特区政府"）矢志构建一个关爱互助，伤健共融的社会。自2008年8月31日起，联合国《残疾人权利公约》（下称《公约》）已适用于中国内地及香港特别行政区。《公约》的宗旨是促进、保护和确保所有残疾人士充分和平等地享有一切人权和基本自由。特区政府一直致力透过不同的措施，加强残疾人士的能力，支持他们全面融入社群，以体现《公约》的精神。

　　我衷心感谢社会服务发展研究中心（下称"社研"），致力推动香港与内地社会福利服务的知识传播及

1

经验交流，更借诸督导和培训工作，提升内地社工服务的专业水平。"社研"联同6间香港的福利机构，出版一套7册的"康复社会工作实务系列"丛书(下称"康复实务")，就(1)肢体残疾及慢性疾病；(2)智力残疾成人；(3)精神健康；(4)听力损伤；(5)视力损伤；(6)学前发展障碍儿童及(7)康复社会工作基本理论与方法，作专题探讨，深入介绍不同范畴的康复服务在香港的发展情况，供内地的广大读者和福利界同工参考。我深信，"康复实务"将有助于内地社会工作及康复服务的进一步发展。

特区政府的康复政策目标，是建立无障碍环境，让香港在硬件、软件以至文化思维上，体现出平等、共融的精神，并帮助不同年龄层、不同类别的残疾朋友发挥所长。我们投放于康复服务的整体经常性开支持续增

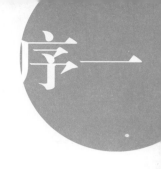

长，由 2007—2008 财政年度的 166 亿港元，增至 2016—2017 财政年度的 301 亿港元，增幅达 81 个百分点，充分说明我们的承担和诚意。

此外，特区政府康复政策的覆盖面非常广泛。除了"康复实务"涵盖的范畴外，亦致力协助残疾人士升学、就业和融入社区；构建无障碍配套设施；支援残疾人士家属及照顾者；支援病人自助组织的发展；透过宣传教育、资助社会企业及配对商界捐款等不同方式，启动民商官的跨界力量，共同参与推动有利残疾朋友发展的政策举措等，务求在公共资源投入及政策设计上协同配合，为残疾朋友提供及时、适切和到位的支援。

过去 9 年，我作为特区政府的劳工及福利局局长，深深明白到，香港康复服务持续和显著的进步，全赖一班默默耕耘的福利界同工、社会工作者，以及像"社

研"一样的民间机构，与特区政府的紧密合作。我期盼
内地的福利界同工和社会工作者，能从"康复实务"中
得到更多启迪，为你们在推动康复服务发展的路上，加
添知识、智慧和力量。

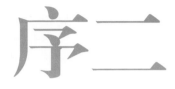

序二

杨茂

中央人民政府驻香港特别行政区联络办公室社会工作部部长

欣闻香港社会服务发展研究中心（简称"社研"）又一力作——"康复社会工作实务系列"丛书即将付梓，谨此表示衷心祝贺！

2007年以来，"社研"因应国家大力发展社会服务和培养社会工作人才需要，大力推动香港与内地社会福利服务交流与合作，派出大批资深香港社工到深圳、东莞、广州等"珠三角"地区开展督导工作，同时为内地民政系统官员和一线社工提供培训服务，培养了大批优秀社工人才，为内地社会服务工作快速发展和社工人才队伍建设做出了突出贡献。然而，有幸接受香港督导"面授机宜"的人数毕竟有限，为扩大影响面，让香港社会福利界的先发优势和资深社工的经验惠及更多内地社工，让更多内地相关政府部门人员更好地了解和借鉴香港社会服务工作经验，"社研"近年适时将香港督导在内地工作的经验汇编成册，连续出版了多部社工专业书籍，反响热烈，广受内地社工专业人士的欢迎。"康复社会工作实务系列"丛书更是"社研"自 2013 年出版《社会工作实务手册》（中山大学出版社，2013）后又一套较为全面的社工专业手册。该书共 7 册，由"社研"联合香港不同类型的康复机构共同撰写，聚焦康复社会工作，内容涵盖肢体残疾及慢性疾病、智力残疾成人、精神健康、听力损伤、视力损伤、学前发展障碍儿童康复及康复社会工作基本理论与方法，内容充实，案例丰富。相信该书的出版，将为内地同行学习和了解香港经验提供有益借鉴，必将有利于内地康复领域社会工作的专业化发展。

经过十多年的努力，内地社会工作已取得长足进展，社会工作人才数量大幅增加，但离"建立一支宏大

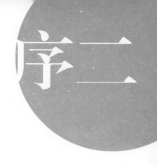
的社会工作人才队伍"的目标还有不小差距。期望"社研"不忘初心,不懈努力,发挥自身优势,继续协助内地培养社工人才,推动开展社会福利事业,不断在理论和实践上为内地社会工作建设添砖加瓦!

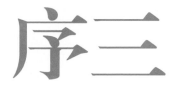

序三

邱浩波
社会服务发展研究中心主席

　　社会服务发展研究中心（以下简称"社研"）一直致力推动内地及本地社会服务发展。"社研"于2007年开始在深圳启动"先行先试"的社工督导计划——"内地社工专业督导计划"，到现时曾接受"社研"香港督导顾问培训的学员已遍布全国。此外，"社研"还在各方面支持内地社工专业发展，所以除督导计划外，"社研"在出版工作上亦投入了不少心力，希望以文字留下宝贵印记。"社研"分别出版《先行先试：深圳社工专业闪亮点》（中山大学出版社，2011年）、《社会工作实务手册》（中山大学出版社，2013年）以及《同心同行：香港顾问及深圳社工机构交汇点》（中山大学出版社，2015年），这些书籍均针对内地社工服务专业发展的需要而出版，深受两地同业的认同。内地发展社工服务已接近10年时间，整体社工发展模式已渐上轨道，近年重点亦逐步走向专项化服务发展轨道。

　　康复服务在社工专业服务中是一个重要的领域，世界上有 10 亿残疾人，约占全球人口的 15%，其中近 2 亿受着相当严重的功能困难的困扰。根据统计，2010 年，中国内地的残疾人已高达 8 502 万人。康复人士的社会服务需要实在不容忽视。有鉴于此，"社研"特意筹备"康复社会工作实务系列"丛书。本系列丛书一套 7 册，《康复社会工作基本理论与方法实务手册》为导读手册，概括介绍残疾的概念、分类和统计、康复社会服务的演进、现时主要康复社会工作以及无障碍环境的配套设施。而其余 6 本手册则分别深入介绍 6 大康复社会工作的理论与技巧，包括智力残疾成人、学前发展障碍儿童、视力损伤、肢体残疾与慢性疾病、听力损伤及精神健康这 6 大领域的康复社会服务。专题手册注重实务经验上的分享。内容除解释致残成因及预防问题外，还重点介绍现时香港该残疾领域所提供的服务及服务成效

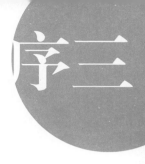

序三

评估方法、社工实务工作手法，并辅以在个案、小组及社区工作上的实务分享。"社研"希望透过这套手册向内地介绍香港康复服务的状况，增进两地业界更多的交流，推进康复服务的创新和发展，令残疾人士及其家属在艰辛而漫长的康复过程中得到更适切的服务。

　　"社研"特意邀请6间提供优质康复服务的香港社会服务机构撰写专题手册，当中包括扶康会（智力残疾成人康复）、协康会（学前发展障碍儿童康复）、香港盲人辅导会（视力损伤）、香港复康会（肢体残疾与慢性疾病）、香港聋人福利促进会（听力损伤）及新生精神康复会（精神健康）。"社研"感谢这6间香港社会服务机构无私地分享他们在康复领域内的知识及宝贵经验，并派出资深同工参与本套手册的编辑小组工作，令这套手册得以顺利出版。

前言

一、香港盲人的社会福利法规和政策

　　香港特别行政区政府的社会福利政策是由劳工及福利局主理，辖下的社会福利署是负责执行劳工及福利局定下之有关福利政策的行政部门，致力扶贫纾困，协助弱势社群，为大众提供所需的福利服务，包括社会保障、安老服务、家庭及儿童福利服务、青少年服务、康复及医务社会服务等。盲人被纳入为视觉受损人士而设的社会康复服务，属于伤残人士类别。以下是香港为伤残人士提供的福利和有关之政策及条例。

二、综合社会保障援助计划

　　在香港，社会保障计划，是协助社会上需要经济或物质援助的人士，应付基本及特别需要的。公共福利金计划是为严重残疾或年龄在 65 岁或以上的香港居民，每月提供现金津贴，以应付因严重残疾或年老而引致的特别需要。这项计划包括普通伤残津贴、高额伤残津贴、普通高龄津贴及高额高龄津贴。年龄介乎 12 ～ 64 岁并符合资格领取伤残津贴的申请人，每月可获发交通补助金，以鼓励他们多外出参与活动，从而促进他们融入社会。残疾程度达 100% 或需要经常护理而非居于院舍的受助人每月可获发社区生活补助金，以顾及严重残疾人士在社区生活可能需要的较多的费用。

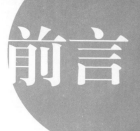

三、履行联合国《残疾人权利公约》

联合国《残疾人权利公约》（以下简称《公约》）于 2008 年 8 月 31 日在香港实施，《公约》的宗旨是促进、保护和确保所有残疾人士能充分和平等地享有一切人权和基本自由，并促进对残疾人士固有尊严的尊重，使残疾人士在平等的基础上，和其他人一样参与社会各个层面的活动，包括文化艺术活动，让他们发展艺术潜能。香港特区劳工及福利局现通过公众教育和推广活动，鼓励社会各界与政府共同实践《公约》，合力创造一个无障碍的社会，让残疾人士能平等地追求自己的生活，不受歧视，充分融入社区。

四、《残疾歧视条例》

《残疾歧视条例》（以下简称《条例》）是香港为保障残疾人士避免因其残疾而受到歧视、骚扰及中伤而制定的法例。根据《条例》规定，残疾是指身体或心智的机能全部或局部丧失。盲人是残疾人士，当然受到《残疾歧视条例》保障，例如，在一般情况下，雇主不可以残疾为理由而歧视求职者及雇员。香港在1996年5月成立的平等机会委员会，负责执行香港现存的3部反歧视法例，包括《性别歧视条例》《残疾歧视条例》及《家庭岗位歧视条例》。平等机会委员会是唯一一个处理歧视投诉的香港特区政府组织。

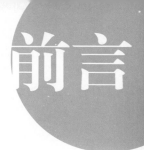

五、康复政策之制订

　　香港的康复政策是根据1977年《"群策群力协助弱能人士更生"白皮书》（以下简称《白皮书》）而制订的，这是首份有关康复问题的《白皮书》，当局并据此订下康复计划方案。这个方案概述现有及预算提供的康复服务整体情况，每3年检讨一次。《白皮书》亦提议成立康复发展协调委员会，凡与康复有关的重要事项，均须咨询该委员会的意见。另建议设立康复专员一职执行政府集中统筹的角色。康复专员的主要职责如下：

　　（1）制定康复政策。

　　（2）统筹与香港残疾人士康复服务有关的各政府部门和非政府机构的策划和执行工作。

（3）协助康复发展协调委员会（现称康复咨询委员会）的工作，确保当局所有的有关政策建议，均充分咨询该委员会的意见，而所做的政策决定，亦充分顾及该委员会的意见。

（4）监察核准政策和计划的实施情况，确保这些政策和计划得以有效实施。

另外，还订立了《香港康复计划方案》（以下简称《方案》），这是由香港特区劳工及福利局定期与康复界和有关利益相关者共同检视各项残疾人士服务和设施，为下阶段重点发展作出规划的机制，其对新增资源的投放具有指导性的作用。首个《方案》于1976年制订，而最新《方案》于2007年制订。通过推行全面而有效的措施：①预防残疾，②发展残疾人士的体能、智慧及融入社会能力，③实现一个无障碍的实际环境，让他们在社交生

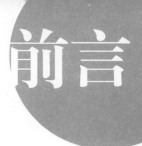

活及个人成长方面均能达致全面参与和享有平等机会为目标。最新《香港康复计划方案》的两个发展策略分别是：

1. 推广跨界别／跨部门伙伴关系

推广跨界别协作为残疾人士提供无障碍的环境和多元化的服务，以协助他们融入社会

2. 增加社会资本

加强残疾人士和照顾者的能力，让他们成为能贡献社会的资本。新计划方案就各个范畴的康复服务，确立了：

■　政策目标。

■　服务现状。

■　持续发展方向。

■　短期和长期指标。

■　具体措施。

六、康复社区资源手册

由香港特别行政区社会福利署编订之《康复社区资源手册》，列出了各类康复服务的资料，包括由学前儿童服务以至不同残疾类别的成人住宿服务、每项服务的目标、服务性质、服务对象、人员编制及转介途径等。

七、互动展能就业服务

香港特别行政区劳工处展能就业科为残疾人士及雇主提供免费的职业介绍及招聘服务。服务对象包括视力受损人士、听觉受损人士、肢体伤残人士、长期病患者、智力残疾人士、精神病康复者、特殊学习困难人士及注意力不足及过度活跃症人士等。

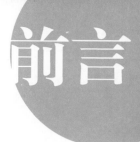

八、设计手册：畅通无阻的通道

　　香港特别行政区政府的政策是为残疾人士发展完全无障碍的实际环境。根据这项政策，《建筑物（规划）规例》及《建筑物条例》下的其他有关附属法例规定，新建或大规模改建的私人建筑物须为残疾人士提供通道和设施，而《设计手册：畅通无阻的通道1997》（以下简称《设计手册》）订明了在提供这类通道和设施方面的强制性和建议性的设计规定。《设计手册》亦于2008年做出修订及加强内容以符合现代屋宇建筑及残疾人士的需要。

香港盲人辅导会行政总裁

谭静仪女士

目录

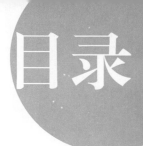
目录

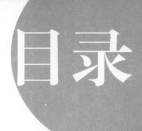

目录

第一章

视力损伤原因

先天因素

有部分眼疾，例如视网膜色素病变、青光眼、白化病等，患者带有缺陷的遗传因子，会经不同的染色体遗传给下一代或再下一代（隔代遗传）。

有一些眼病，例如伴性青年性视网膜劈裂症（X–linked juvenile retinoschisis），因为是通过性染色体遗传，所以只对单一性别有遗传。这类病症只是会遗传给男性。

先天因素可通过产前/婚前检测或遗传咨询获知。未婚夫妇或孕妇可以得知将来子女患上遗传性眼病的可能性。

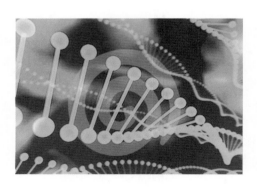

图 1–1　先天因素——性染色体遗传

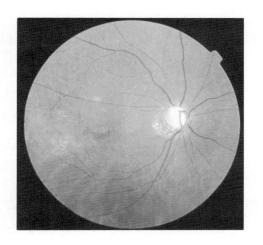

图1-2　先天因素——青光眼眼底

1.2　后天因素

因为意外原因而导致的病人视力的不同程度受损，包括，

- 交通事故：视乎意外程度及眼睛受损部位，角膜或整个眼球的组织都有可能受损。

- 意外伤害：视乎意外程度及眼睛受损部位，角膜或整个眼球的组织都有可能受损。

- 运动意外：一般运动意外引致的眼力损伤，大部分都是角膜受损而形成。

● 职业伤害：视乎意外程度及眼睛受损部位，角膜或整个眼球的组织都有可能受损。

● 自然灾害：自然灾害如龙卷风、台风、暴风雪、冰雹、暴风、地震、海啸、雪崩、火山爆发等，对视力之影响也视乎眼睛受损部位及程度。

● 滥药和滥毒：药物及毒品对于人类的神经系统有直接影响，长期滥药和滥毒会使视神经受损，视野收窄和视力模糊。

第一章

视力损伤简介

视力损伤的定义

2.1.1 视力

视力，即视觉敏锐度，亦即是我们眼睛分辨精细景物的能力。

记录视觉敏锐度的方法是，可以用分数（6/6、20/20 等）或小数（0.1、0.5 等）来记录视力。这其实是比较被测试者与视力正常者视力之差别。譬如说6/18，即视力正常者能在 18 米（或 18 呎）处看到一件景物，但被测试者则要在 6 米（或 6 呎）处才能看见同一景物。

2.1.2 视力损伤

视力损伤一般可分为全失明和低视能两类，而低视能又可分为严重、中度及轻度。

1. 全失明

完全丧失视觉功能，即连光感的能力都没有。

2. 低视能

在不同国家，或在同一国家之不同的部门，因应不同的目的及需要对低视能都可能有不同之定义。以最新之《香港康复计划方案》为标准，低视能可以分为：

（1）轻度低视能——视觉敏锐度为 6/18 至高于 6/60。

（2）中度低视能——视觉敏锐度为 6/60 至高于 6/120。

（3）严重低视能——视觉敏锐度为 6/120 或更差；中央视野缩窄，直径为 20 度或更少（不论视觉敏锐度如何）。

视听力损伤

视听力损伤是指视觉及听觉感官同时患有缺损，缺损的程度因人而异，例如剩余视力及剩余听力、全失明及全失听等。部分视听力损伤人士除视觉及听觉器官受损外，还可能伴有多重残疾，如智力残疾、肢体残疾或各种慢性疾病等。

任何年龄人士均有可能患有视觉及听觉疾病，其成因大致分为先天与后天。先天成因例如因为遗传［常见的包括尤塞氏综合症（Usher's Syndrome）、罕有遗传病（Charge Syndrome）］、疾病（母亲在怀孕期间染上德国麻疹、爱滋病或脑脊髓膜炎、脑炎等）。后天成因，可以是意外、化学上的污染、疾病及治疗后果带来的影响，长期在嘈杂环境／光线不足环境下工作，甚至随着年龄的增长，均可导致视／听觉器官功能渐渐退化或失去功能。

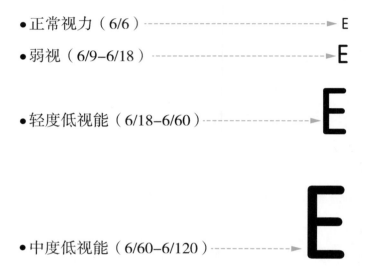

- 正常视力（6/6）·························▶ E
- 弱视（6/9–6/18）·······················▶ E

- 轻度低视能（6/18–6/60）·············▶ E

- 中度低视能（6/60–6/120）·············▶ E

- 严重低视能（＜6/120＝法定失明）··▶ E

图2-1　低视能的定义

第二章

视力损伤

康复服务的类别

3.1　教育

3.1.1　心光幼儿中心*

1. 背景简介

在香港特区政府对学前儿童服务分流的背景下，心光学校的预备班在 2006 年 9 月转型为一所兼有住宿服务功能的视力损伤幼儿中心。在获得专业机构有经验的团队的全力支持下，心光中心为学前视力损伤幼儿提供优质服务。

2. 服务宗旨

因应视力损伤幼儿各种视能情况及发展需要提供优质的设施及学习环境，让他们能有效地运用视能学习及促进各方面的发展，以降低日后生活及学习上的障碍。

3. 服务内容

（1）评估服务：借助专业人士，对幼儿作入学及定

*由香港心光学校撰稿。

期专业评估，共同制定适合每位幼儿个别需要的综合服务计划及训练活动。

（2）日间训练服务：心光中心专业工作队伍会因应幼儿的视能及各方面发展需要去设计及推行课程，以个别或小组形式让幼儿学习，以便使他们能有效地运用视能及/或其他感官学习，以促进其各方面的发展。

（3）康复训练：视力损伤幼儿康复训练计划的目的是增强其独立能力、降低及防止问题恶化的可能性。专业康复训练包括，

- 低视能训练。
- 点字前训练。
- 大脑性视力损伤训练。
- 物理治疗。
- 职业治疗。
- 言语治疗。
- 定向行走训练。

（4）护理服务：心光中心护士会为幼儿提供护理及安排营养均衡的膳食，以保持及改善学生的体质及健康状况。

（5）住宿服务：

- 提供安全舒适的住宿环境。

● 起居照顾及生活技巧训练。

● 护理服务。

（6）社会适应训练：

● 融合活动。

● 生活体验。

（7）家长工作：

● 家长日。

● 个案会议。

● 家访。

● 家长支援小组。

（8）心理辅导服务：香港社会福利署临床心理学家会定期探访心光中心，针对儿童的行为及情绪问题给予意见及训练，亦为有需要的家庭提供服务。

（9）中心设施：

● 多元感觉统合治疗室。

● 定向行走训练室。

● 共用机构设施包括，泳池、体育室、舞蹈室、低视能训练室、感知机能室等。

（10）申请办法：申请人可通过香港社会福利署弱能儿童学前服务中央转介系统转介并登记轮候，再由香港社会福利署转介到心光中心。

申请人需为 2 ～ 6 岁有中度至严重视力损伤或兼有其他弱能的幼儿。

（11）收费：

● 按香港社会福利署核定标准收费。

● 日间训练服务，354 港元。

● 日间及住宿训练服务，534 港元。

（12）退出服务：

● 儿童年龄超过 6 岁。

● 家长放弃学位。

● 幼儿的能力或情况改变，已不再适合入学条件。

如欲退出服务，须提前 1 个月以书面形式通知或缴交 1 个月学费代通知。

（13）服务名额：

● 日间训练服务，40 名。

● 住宿训练服务，8 名。

4. 服务表现标准

（1）服务量：

● 日间服务计划（如表 3 – 1 所示）。

表 3 - 1   日间服务计划

序号	服务量指标	议定水平
1	1 年内为每名幼儿完成两项发展性评估的比率	95%
2	1 年内的平均出席率	80%
3	6 个月内的计划达成率	95%

● 住宿服务计划（如表 3 - 2 所示）。

表 3 - 2   住宿服务计划

序号	服务量指标	议定水平
4	一年内的平均入住率	98%

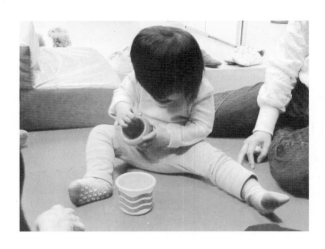

图 3 - 1   个别训练

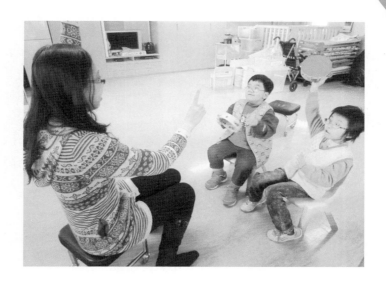

图 3-2　音乐治疗

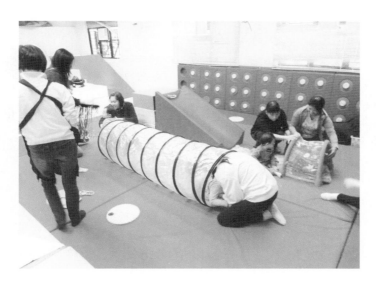

图 3-3　幼儿成长小组

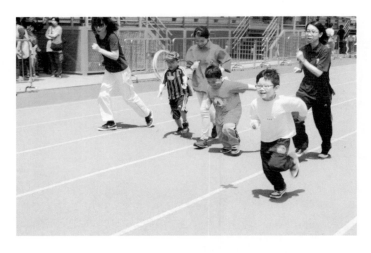

图 3-4　幼儿中心运动会

3.1.2　视力损伤幼儿教育支援服务 *

1. 背景

心光盲人院暨学校于 2000 年获优质教育基金资助，开展了一项为期两年的创新服务——视力损伤幼儿教育支援服务，继而又得到了香港赛马会慈善基金资助，使得该服务得以继续推行及发展。

2. 宗旨/理念

在仁爱精神感召下，以早期介入理念为视力损伤幼

＊由香港心光学校撰稿。

儿提供适切的服务，以期提高视觉学习的效能及生活适应能力，改善视力损伤儿童未来的生活质量。

3. 服务对象

● 视力损伤或兼有其他弱能的 0～6 岁幼儿。

● 视力损伤幼儿的家人。

● 为幼儿服务的同工。

● 社区人士。

4. 服务范围

● 评估服务。

● 个别训练（中心训练、家居训练、家居环境配合建议、到校服务）。

● 小组活动。

● 咨询服务。

● 辅导服务。

● 家庭活动。

● 社区服务。

● 社区教育。

● 家长资源中心。

● 电话查询及辅导服务。

5. 申请手续

当医生评定幼儿视力损伤后，其家人可直接联络本服务，亦可经由幼儿服务机构或医务社工转介。

6. 收费

幼儿训练实行双月预缴收费模式，训练收费按具体家庭收入情况而厘定，可直接以现金、支票或转账入账实物方式缴交。

7. 服务时间

星期一至星期五上午 9 时至下午 5 时，星期六上午 9 时至下午 1 时。

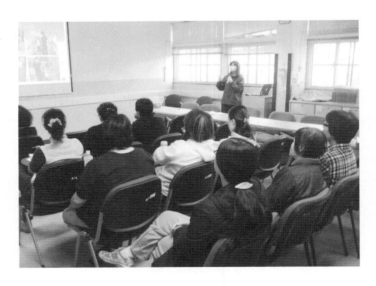

图 3-5　"视力损伤兼多重障碍儿童机能训练、
　　　　　定向行走融合计划"校内培训讲座

3.1.3 心光恩望学校 *

1. 校训

全人教育，尽展潜能。

2. 办学宗旨

本校建于 1978 年，隶属心光盲人院暨学校，为一所政府资助的特殊学校。本校以全人教育精神，为视力损伤兼智力残疾及弱能学童提供综合教育、康复训练及住宿服务，让学生通过多方面学习，培养良好的品德，提升对事物的认知及自我照顾能力，克服障碍，发展潜能。

3. 学校课程

主要以融通课程和单元主题为教学基础，分班进行学习，配以小组及个别施教、流程教学方式和专业康复训练，使学生除了学习基本学科知识外，还能融会各种功能的学习并将其应用于实际生活需要之中。

4. 基本学科

● 中国语文。

● 常识。

● 数学。

———————

*由香港心光学校撰稿。

- 音乐。

- 视觉艺术。

- 体育。

- 科技生活。

- 信息及通讯。

5. 功能性学科

- 定向行走训练。

- 点字训练。

- 低视能训练。

6. 学校活动

（1）引导式教育：

- 男女童军。

- 教育营。

- 旅行。

- 多元化小组。

- 单元主题活动。

- 社区生活学习。

- 运动会/特殊奥运会。

- 亲子活动。

- 乘风航。

- 义工服务。

- 社区参观。

- 节日庆祝。
- 生日会。
- 表演及比赛。

（2）专业康复治疗：

- 言语治疗。
- 职业治疗。
- 物理治疗。

7. 支援性服务

- 图书馆服务暨教育资源中心。
- 社工服务。
- 护理服务。

8. 宿舍服务

（1）服务目标：为学生提供一个愉快的宿舍生活及学习环境。

（2）服务内容：

- 为学生提供住宿服务，照顾学生日常起居饮食。
- 以日常生活流程方式，延续学校各项独立生活技能训练。
- 提供不同类型的社交及康乐活动。

9. 学额/班级

（1）学额：

- 学位，70 个。

● 宿位，62 个。

（2）班级：

● 小学组，3 个班。

● 中学组，4 个班。

（3）费用：

● 按教育局特殊学校称核定标准收费。

● 寄宿生膳宿费，440 港元。

● 日读生膳食费，165 港元。

（4）入学申请：经由教育局转介的

● 香港合法居民。

● 年龄在 6～18 岁之视力损伤及弱能儿童。

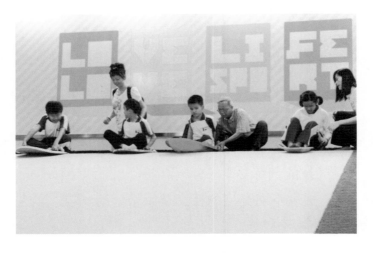

图 3-6　仿真雪活动

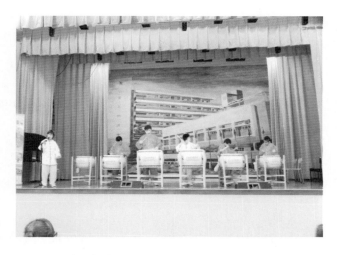

图 3 - 7　恩望鼓队的同学在圣公会吕明才中学精彩演出

3.1.4　心光学校*

1. 学校部的宗旨与课程

（1）宗旨：以全人教育观念为基石，依据有教无类、因材施教的原则，为视力损伤儿童及青少年提供全人发展的优质教育，协助学生克服视力损伤问题，发挥潜能，各展所长。

（2）课程设计：以主流课程的科目为本，因应学生的能力及需要加以调适，目标为令学生融入主流学校就

＊由香港心光学校撰稿。

读。课程采用跨级分组教学模式，设有——

- 主流课程。
- 展能课程。

（3）学习媒介：依据学生不同的视力损伤程度和读写能力分别选用下列两种学习媒介。

- 印刷字——一般字体辅以助视器、放大字体。
- 点字——粤音、汉语拼音、英文、数学、音乐等特殊符号。

（4）康复训练：十分重视学生的视力损伤康复需要，康复训练是本校的特色课程，亦是重点开发的项目之一。

- 点字及言语训练。
- 低视能训练。
- 定向行走训练。
- 感知机能训练。

2. 课内外活动及服务

（1）校内外比赛：

- 校外比赛。
- 陆运会及水运会。
- 旅行及宿营。
- 学科活动。
- 教育性参观。
- 兴趣小组。

● 公民教育活动。

● 学生会活动。

● 姊妹学校计划。

● 社会服务。

（2）社工服务：

● 学生及家庭辅导。

● 家长教职员间协调。

● 升学及就业辅导。

（3）视力损伤学童支援计划：由资源中心教师支援在主流中小学或特殊学校就读的视力损伤学童。服务包括以下内容。

● 为学童提供辅导、康复训练及所需资源。

● 协调主流学校的管理及教职人员、学生家长及学童本人、其他专业人士、相关机构及义工等。

● 教材教具、特殊仪器的应用指导。

● 咨询服务。

（4）宿舍部：提供膳食、社交、康乐及教育的延续服务。

（5）其他活动及训练内容：

● 咨询及辅导。

● 温习及自修时间。

● 生活及社交技能训练。

- 护理服务。

- 小组工作。

- 康复小组。

- 兴趣小组。

- 露营及户外活动。

- 童军活动。

- 领导才能训练。

- 社区服务。

- 大型晚会及家庭活动。

3. 入读与相关政策

（1）学额：

- 学位，96 个。

- 宿位，96 个。

（2）年段：

- 小学一至六年级。

- 中学一至三年级。

（3）费用：

- 按教育局特殊学校核准标准收费。

- 寄宿生膳宿费，440 港元。

- 日读生膳食费，165 港元。

（4）入学资格：

- 香港合法居民。

● 年龄介乎 6～18 岁之视力损伤儿童。

（5）入学申请：经由香港教育局转介。

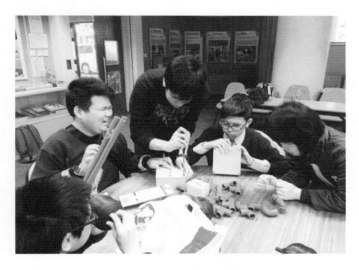

图 3-8　机器人工作坊

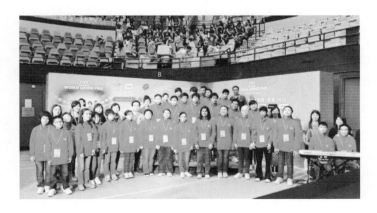

图 3-9　香港女排大奖赛歌咏团表演

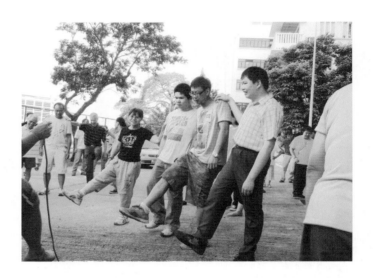

图 3 –10 校友夏令营——齐做早操

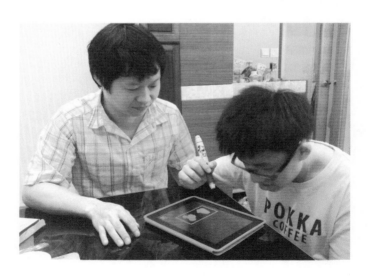

图 3 –11 学生参与"视觉训练无界限"家居训练，
把学校所学延伸至家中

3.1.5　心光校友福音事工[*]

1. 服务宗旨

心光校友福音事工成立于 1967 年，服务心光学校、心光恩望学校校友及护理安老院院友。服务性质为关顾他们于身心灵各方面的需要，把关爱带给他们，让他们享受一个丰盛的生命。

2. 服务内容

（1）身：

● 职业辅导。

● 居住问题。

● 物资或其他协助。

（2）心：

● 家庭探访/院舍探访。

● 电话辅导。

● 家庭/个人辅导。

● 个案辅导。

（3）灵：

● 家聚。

——————————

[*] "心光校友福利事工"由香港心光学校撰稿。

- 社会融人。
- 信仰辅导。
- 联欢会及校友日。
- 与视力损伤人士合办聚会。
- 夏令营。

3.1.6 中央点字制作中心

1. 简介

20 世纪 60 年代以来，点字书籍的制作主要由当时的教育署及香港盲人辅导会提供。后经由政府召开之点字制作工作小组会议建议，由一间机构统一提供所有点字制作服务，香港盲人辅导会遂获政府委托为营办机构，自 1986 年起，负责制作全港视力损伤人士所需之点字读物。中央点字制作中心（本节简称"中心"）由此而成立，并自此接受政府资助。中心于 1986 年 10 月 1日正式投入服务，经多年发展，在刻印技术上已由单面刻印发展为双面刻印还将点字新闻摘录、点字文摘等放于互联网上，以电子形式出版；引入电脑化凸图制作；多年来相继推出点字电子书及点字电子书网上预约系统、点字亲子儿童图书、"点点留声"点字电子发声书等新服务，肩负起了为全香港视力损伤读者提供更快、更新、更全面的信息之制作点字读物的任务。

　　中心须招募大量义工以协助视力损伤点字制作员工的工作。

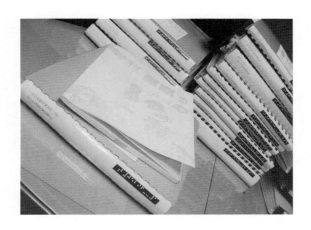

图 3 – 12　制作点字书籍

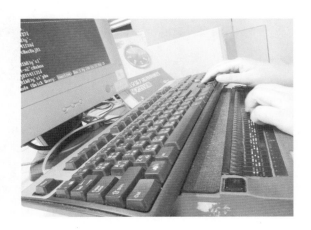

图 3 – 13　最新款点字机配合电脑操作

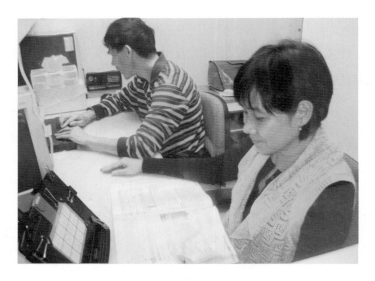

图 3 - 14　义工协助制作点字发声书

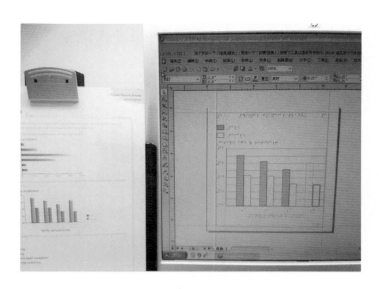

图 3 - 15　视力损伤学生课本

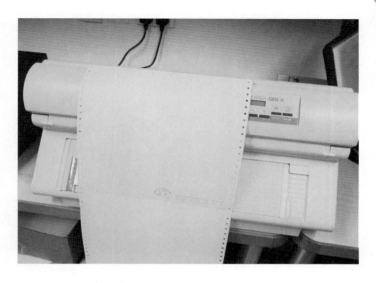

图 3 - 16　刻印机

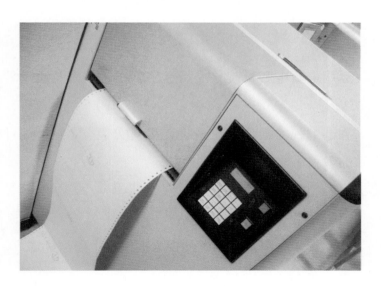

图 3 - 17　点字转译服务

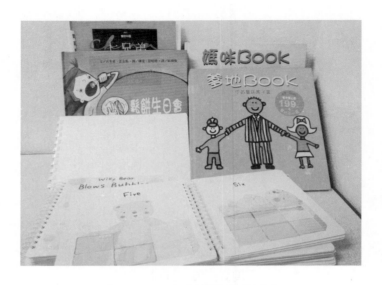

图 3 - 18　点字亲子儿童图书

2. 目标

运用最新电脑科技，提高点字制作之效率及质量。

3. 服务对象

香港的视力损伤人士，优先处理公营学校视力损伤学生的教科书。

4. 提供服务的种类

（1）点字转译服务，包括：

● 大学、中学及小学的视力损伤学生所需的课本。

● 杂志、休闲及参考读物。

● 《南华早报》及《苹果日报》每日新闻摘录。

- 定期杂志，包括《字花》《新少年双月刊》《Goodies 小小英语乐》及视力损伤人士图书馆自行编辑的月刊《点字文摘》。
- 视力损伤人士工作及职业训练所需的书本及资料。
- 其他资料，如考试卷、小册子、文件等。
- 香港特区政府公共文件等。
- 公共机构的用户手册等。
- 点字电子书及网上预约系统。
- 点字亲子儿童图书。
- "点点留声"点字电子发声书。

5. 申请程序

- 所有学校及机构可直接向中心申请。
- 所有个人申请需经香港盲人辅导会信息无障碍中心或其他视力损伤人士组织。
- 经批准之申请，将按既定之点字制作优先次序进行点字翻译。

6. 版权处理

香港特区政府在 2007 年 7 月 6 日制定了《2007 年版权（修订）条例》，新修订的条例为阅读残疾人士增订了一项版权豁免。即自 2007 年 7 月 6 日起，阅读残疾人士及有关的福利机构或非牟利学校为方便阅读残疾人士使用版权作品而制作特别版本（例如点字、大字体、声音记录、电子版本等形式，并限于在本地制作及供应），若符合法例中订明的条件，便不属侵犯版权。

中心为了保证制作合乎此版权豁免之要求，于制作"便于阅读文本"时，必须拥有该原版文本之正版、通知版权拥有人及备存记录等。

7. 服务监管

（1）每星期

● 向心光学校（特殊学校）提供相关学生的制作完成清单及点字电子书。

● 于中心点字电子书预约系统网站更新课本制作进度，供相关同学及老师随时查阅。

（2）部门内部整理制作月度报告。

（3）机构定期就内部财务、行政及服务进行一次季度检讨。

（4）一年两次：

● 与由香港特区教育局、心光学校、视力损伤图书馆、视力损伤组织及家长代表组成的管理委员会举行一次检讨会议，同时提交书本申请及制作报告，必要时重检翻译书本优先次序。

● 向香港特区教育局提交相关的制作报告。

● 向公益金管理机构提交相关的制作报告。

● 向机构管理层及理事会提交报告。

（5） 每两年：

向老师、学生、家长进行有关制作质量之问卷调查。

8. 翻译书本优先次序

● 香港特区政府刊物。

● 工作上所需的资料。

● 职业辅导训练所需的教材。

● 考试卷。

● 新外读生的教科书。

● 公开考试班级学生的教科书（中六）。

● 新高中课程学生的教科书。

● 其他外读生的教科书。

● 中一至中三学生的教科书。

● 小一至小六学生的教科书。

● 大专生核心课程所需的读物。

● 视力损伤家长的子女教科书。

● 参考书。

● 信息及休闲性读物。

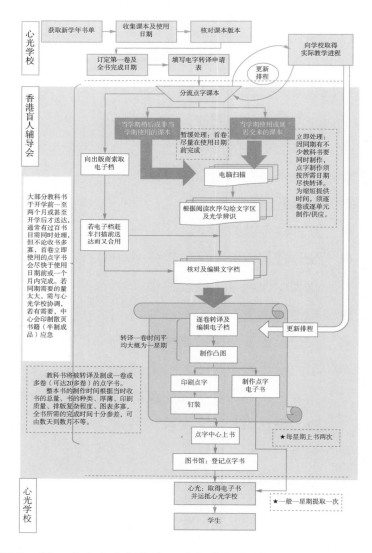

心光学校

获取新学年书单 → 收集课本及使用日期 → 核对课本版本

向学校取得实际教学进度

订定第一卷及全书完成日期 → 填写电字转译申请表

更新排程

香港盲人辅导会

分流点字课本

当学期稍后或非当学期使用的课本 | 暂缓处理：首卷尽量在使用日期前完成 | 当学期使用或延迟交来的课本

立即处理：因同期有不少教科书要同时制作，点字制作须按所需日期尽快转译。为缩短提供时间，须逐卷或逐单元制作/供应。

向出版商索取电子档

电脑扫描

根据阅读次序勾绘文字区及光学辨识

若电子档赶车扫描前送达而又合用

大部分教科书于开学前一至两个月或甚至开学后才送达，通常有过百书目需同时处理，但不论收书多寡，首卷立即使用的点字书会尽快于使用日期前或一个月内完成。若同期需要的量太大大，需与心光学校协调，若有需要，中心会印制散页书籍（半制成品）应急

核对及编辑文字档

逐卷转译及编辑电子档

更新排程

转译一卷时间平均大概为一星期

制作凸图

教科书将被转译及制成一卷或多卷（可达20多卷）的点字书。
整本书的制作时间根据当时收书的总量、书的种类、厚薄、印刷质量、排版复杂程度、图表多寡，全书所需的完成时间十分参差，可由数天到数月不等。

印刷点字 | 制作点字电子书

钉装

点字中心上书 | ★每星期上书两次

图书馆：登记点字书

心光学校

心光：取得电子书并运抵心光学校 | ★一般一星期提取一次

学生

图3-19　中央点字制作中心为入读主流学校的视力损伤学童制作点字课本的流程

职业康复：工作和就业

3.2.1 盲人工场

1. 服务目的

香港盲人辅导会盲人工场为视力损伤及残疾人士提供训练机会，通过工作发展其个人及工作潜能，提升其尊严并造就社会就业机会，使其成为社会上有用之一员，对社会做出贡献。服务使用者亦可通过个别辅导及群体活动，建立相互支持网络，发展他们自我解决困难的能力，藉以舒缓生活上及精神上的压力，扩大他们对工场服务的内容、发展及其权利与责任的了解。

2. 服务内容

为学员提供多元化的训练及活动，使他们的潜能得以发挥，包括：培养学员的工作习惯；为学员提供可赚取训练津贴的工作技能训练（训练津贴一般按学员所接受的工作训练类别及参与程度计算）；持续评估学员的进度；举办活动以满足学员的发展及社交需要。

3. 服务对象

年龄 15 岁或以上，具基本自理及工作能力的残疾人士。

4. 转介/申请

申请可经由学校社工、医务社工、家庭个案工作员或康复服务单位的职员转介至香港社会福利署康复服务中央转介系统。

5. 服务需要评估方法

评估程序旨在鉴别服务使用者之需要及其家人或监护人在支援上的需要，包括制订服务计划，协助他们发展潜能，建立积极人生。

在接受服务使用者 1 个月内会进行"个人及工作潜能测试及评估"。评估结果会用来作为对服务使用者日后训练及个人发展服务的参考和为他们提供服务/活动的指引。社工还会定期与服务使用者见面，通过面谈了解、评估及跟进其需要。

在评估各方面需要，拟订和检讨个人服务计划的过程中，应致力于使个别服务使用者及/或其家属或监护人均参与其中（如召开个案会议等），以广纳各方面的意见，为此提供适当的协助和支援。

所有有关服务使用者及其家庭的重要资料均需记录。个案记录必须定期撰写。

6. 成效评估

定期修订及评估各项"个人个案进展报告",每年正式检讨各进展报告一次。有关之评估或检讨记录,将由有关部门主管及社工妥为保存,以供日后参考及检讨并为制订日后训练及个人发展计划所用。

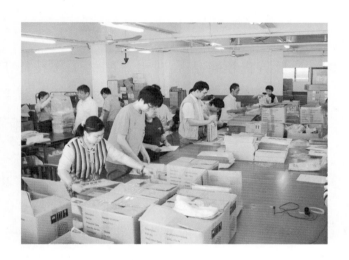

图 3 -20　盲人工场

3.2.2　辅助就业

1. 服务目的

为残疾人士提供就业支援,让他们获得所需的支援服务,以便在共融的社会环境中工作。

2. 服务内容

● 安排就业，例如提供职业分析及就业选配。

● 提供支援服务，包括与就业有关的技能训练、在职训练和督导，以及向各学员、其家属及雇主提供的与职业有关的辅导及意见。

● 为学员提供切合实际需要的支援服务，以适应劳工市场及经济发展不断转变的需要。

● 为学员提供可赚取训练津贴的工作技能训练（训练津贴一般按学员所接受的工作训练类别及参与程度计算）。

3. 服务对象

● 工作能力介乎庇护工场及无须支援而可公开就业之间的中度残疾人士，即大部分中度智力残疾人士及附有其他残疾或获服务机构、辅助医疗专业人士（如职业治疗师、心理学家等）推荐/评估为可受惠于这项服务的轻度智力残疾人士。

● 在缺乏支援的情况下无法适应公开竞争的就业市场，但有良好工作能力的中度残疾人士，即严重肢体、感官、器官或精神残疾人士。

4. 资格准则

申请辅助就业服务的申请人应具备以下条件：

- 15 岁或以上。
- 证明有能力，或在特别支援下能公开就业的残疾人士。
- 具备充分的自我照顾及日常生活技能。
- 有意愿投身社会就业。

5. 评估

辅助就业服务的评估一般会以服务使用者是否获得聘用、是否能持续工作 6 个月以及是否能在 6 个月工作期内赚取到平均每个月 1 500 港元为准则。这些资料的收集，一般是由服务使用者本人自愿提供的。

6. 转介/申请

申请人可直接向服务机构申请服务或经香港社会福利署康复服务中央转介系统转介，有关申请不会收取任何费用。

3.2.3 综合职业康复服务中心

1. 服务目的

借助特别设计的训练环境，以顾及残疾人士因残疾而导致的限制，为他们提供一站式综合而连贯的职业康复服务，让他们接受工作训练，发展社交技巧和经济潜能，完成更进一步的职业康复培训，为日后投身社会就业市场做好准备。

2. 服务内容

● 职业技能训练，包括：中心为本的训练，例如简单加工、包装及装配、桌面印刷及洗衣服务等；户外工作训练，例如汽车美容、办公室清洁、送递服务、零售及派发传单等。

● 安排就业、就业选配、在职督导及持续支援。

● 提供在职培训，包括就业见习、在职试用及就业后跟进服务等。

● 提供再培训及其他职业训练服务。

● 为学员提供可赚取训练津贴的工作技能训练（训练津贴一般按学员所接受的工作训练类别及参与程度计算）。

3. 服务对象

年龄在 15 岁或以上，需要职业训练或支援以便在公开市场就业的残疾人士。

4. 评估

辅助就业服务的评估一般会以服务使用者是否获得聘用、是否能持续工作 6 个月，以及是否能在 6 个月工作期内赚取到平均每个月 1 500 港元为准则。这些资料的收集，一般由服务使用者本人自愿提供。

5. 转介/申请

● 申请可经学校社工、医务社工、家庭个案工作员或康复服务单位的职员转介至香港社会福利署康复服务中央转介系统。

● 转介者或申请人亦可直接向服务单位提出申请。

● 有关申请不会收取任何费用。

6. 资料来源

以上资料来自香港特别行政区社会福利署（网址：http://www.swd.gov.hk）。

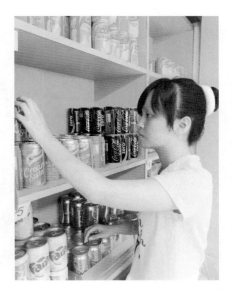

图 3-21　仓务

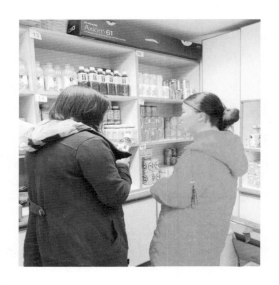

图 3-22　店务

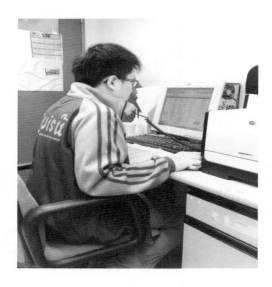

图 3-23　电话销售

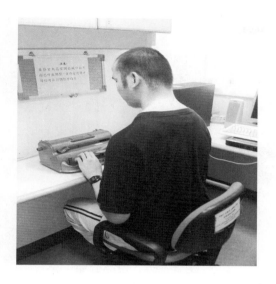

图 3 – 24　文件处理

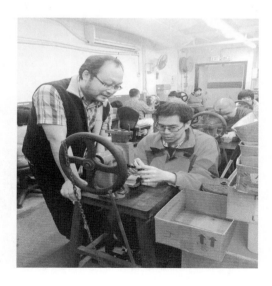

图 3 – 25　用具生产

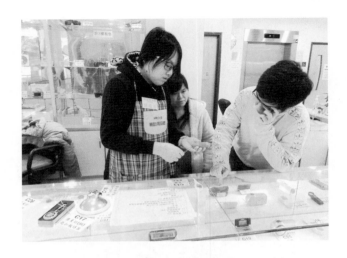

图 3 –26　用品介绍

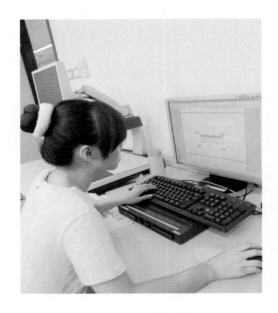

图 3 –27　资料输入

3.2.4　残疾人士在职培训计划

1. 计划目的

● 通过积极主动的培训，加强残疾人士的就业能力。

● 通过提供工资补助金，鼓励雇主为残疾人士提供职位空缺，让雇主试用这些残疾人士，以了解其工作能力。

2. 计划参加者

15 岁或以上需要接受就业培训、见习及支援才可在社会就业的残疾人士。

3. 计划内容

（1）就业培训及在职工作指导：服务机构会因应参加者的就业需要而提供与工作相关的培训及辅导服务。

（2）见习：

● 服务机构会为每位参加者安排为期最长 3 个月的见习。在见习期内，参加者如出勤率符合要求，便会获发每月 2 000 港元的见习津贴。

● 参加者完成见习后，服务机构会协助他们在社会寻找合适的工作或在职试用职位。

● 参加者与提供见习机会的机构并无雇佣关系。

（3）在职试用：

● 雇主可借助在职试用计划试用参加者，了解其工作能力。在试用期间，雇主可获发最多6个月的补助金，金额为每位参加者每月实得工资的一半，上限为4 000港元，两者以金额较少者为准。

● 参加者在试用期内已属雇员身份，享有《雇佣条例》及《最低工资条例》等所规定的一般雇员福利。

● 参加者如完成见习后找到工作，便无须参与在职试用。

（4）就业后跟进服务：服务机构会向每位找到工作的参加者提供不少于6个月的跟进服务，以协助他们尽快适应工作。

4. 申请/转介

● 残疾人士及转介者可直接联络服务机构，由服务机构为其进行评估。

● 有意提供职位空缺的雇主，可直接联络服务机构，服务机构会物色最合适的求职者供雇主选择。

● 有关申请不会收取任何费用。

5. 评估

　　残疾人士在职培训计划的评估，一般会以服务使用者的出勤次数、出勤率、受雇期及所获薪金等数据为评估依据。这些资料的收集，一般由服务提供者的登记、观察和评估获得。

6. 资料来源

　　以上资料来自香港特别行政区社会福利署（网址：http://www.swd.gov.hk）。

社会福利服务：
　　社区照顾

3.3.1　复康中心

1. 简介

　　香港盲人辅导会复康中心为16岁或以上之视力损伤人士及新失明人士提供独立生活训练，借助个别训练及小组活动等服务，发展及提升视力损伤人士独立生活之能力，协助其建立自信、发挥个人潜能、融入社会。课程包括定向行走、沟通技能、家务料理技能、社区教育及其他社交康乐兴趣班。训练课程分为"中心模式"及"家居模式"两种，以个别教授为主，训练的期限依具体学员的能力而定，课程平均为期半年至 1 年。

2. 社区支援及康乐服务

社区支援及康乐服务为 16 岁或以上之视力损伤人士及其家人提供会员制服务，为正在轮候入读康复训练课程的视力损伤人士及已完成康复训练的毕业学员提供情绪支援及心理辅导。同时，定期举办各类康乐性、教育性、发展性活动及小组活动，借以提升其独立生活的能力及全面融入社会的能力。

3. 定向行走训练及评估

定向行走课程是通过有系统的训练，教导视力损伤学员学习使用合适的工具，或利用其他感官认识环境，以使视力损伤学员独立、安全和有效地在室内及室外行走。课程内容包括领路法、身体保护法、听觉训练、上下楼梯、两点法、横过马路及搭乘公共交通工具等的技巧，训练以个别形式进行。

4. 成效评估（如表 3-3 所示）

表 3-3　训练评估

	训练内容	完成训练后学员掌握	评估方法
1	领路法	带领视力损伤人士行走的系统化方法	
2	身体保护法	利用双手在身体前方保护自己的方法	
3	听觉训练	训练听觉以判断方向、交通情况及距离等	● 教师观察 ● 学员技巧掌握 ● 意见回馈 ● 评估会议 ● 评估报告
4	上下楼梯	利用手杖帮助上下楼梯的技巧	
5	两点法	手杖配合脚步摆动的方法	
6	横过马路	横过各种马路的要点及安全方法	
7	搭乘公共交通工具	熟习各种常用的公共交通搭乘方法	

5. 服务表现标准

香港社会福利署要求康复服务营办者须符合下列服务表现标准：

（1）服务量标准（如表 3-4 所示）。

表 3-4　复康中心服务量标准

序号	服务量指标	议定水平
1	一年内的使用率： ● 康复及训练中心 ● 定向及行动训练	95% 90%

续上表

序号	服务量指标	议定水平
2	6个月内进行个别评估的比率： ● 康复及训练中心 ● 定向及行动训练	95% 90%
3	一年内的个人训练计划达成率： ● 康复及训练中心 ● 定向及行动训练	95% 90%
4	一年内训练课程的完成率： ● 康复及训练中心 ● 定向及行动训练	95% 90%

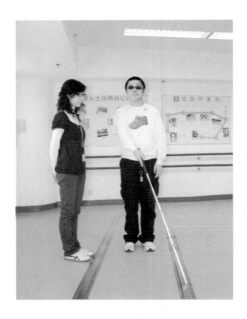

图3−28　定向行走技能——两点法训练

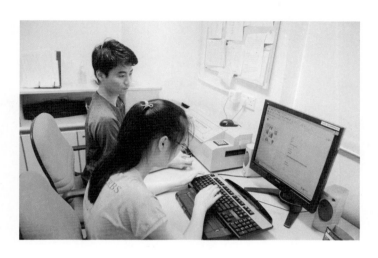

图 3 - 29　沟通技能——电脑训练

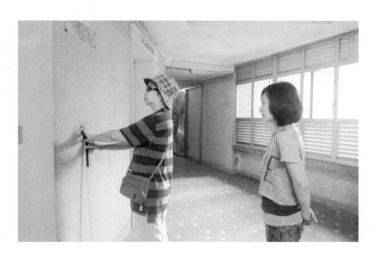

图 3 - 30　定向行走技能——路线指引训练

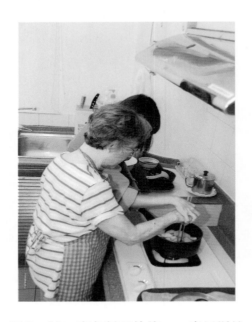

图 3 –31　家务料理技能——烹饪训练

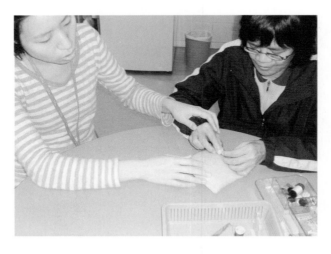

图 3 –32　生活技能——修补训练

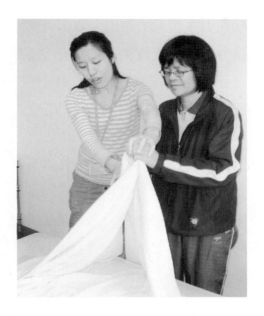

图 3 – 33　生活技能——家务料理训练

3.3.2　社交及康乐中心

1. 目的

社交及康乐中心是让视力损伤人士有机会参加及组织不同种类的活动，以满足他们的社交、康乐及发展需要的机构。

2. 目标

协助视力损伤人士融入社会，包括：

- 鼓励视力损伤人士善用余暇。
- 为视力损伤人士提供机会，让他们发展潜能及增进身心健康。
- 鼓励他们发展社交技巧，促进人际关系的发展。
- 鼓励视力损伤人士积极参与社区活动。

3. 服务性质

社交及康乐中心提供的服务，侧重点各有不同，目的是配合不同服务对象的特别需要。其所提供的服务包括，在该中心或社区组织社交、康乐及体育活动，例如兴趣及社会服务小组、小组训练及大型/特别活动，以便促进残疾人士融入社会。

4. 服务对象

主要服务对象是视力损伤人士，不设年龄限制。为贯彻视力损伤人士可融入社群的理念，我们亦鼓励家属及健全人士参加社交及康乐中心的活动。

5. 服务机构

为视力损伤人士而设的社交及康乐中心有香港失明人协进会服务中心（网址：sc@hkbu.org.hk）、香港失明人互联会顺利中心（网址：hkfb@netvigator.com）及路德会石硖尾失明者中心（网址：r1@lutheran.org.hk）。

6. 申请手续

可直接到有关中心查询，有关申请不会收取任何费用。

7. 服务费用

按香港社会福利署核准的收费标准厘订。

8. 服务表现标准

表3-5　为视力损伤人士服务的社康中心服务量标准

序号	服务量指标	议定水平
1	一年内组织的社交、康乐及体育活动总数	250
2	一年内组织的社交、康乐及体育活动之中残疾人士与健全人士的出席总数	6090/ 2030**
3	为视力损伤人士服务的社康中心	

备注：*"社康中心"指社交及康乐中心；**有**的数字指健全人士的数字。残疾人士与健全人士的比率/比例设定为3∶1（并无设定比率/比例的两个体育协会除外）。

9. 资料来源

（1）香港社会福利署（网址：http://www. swd. gov. hk）。

（2）香港社会服务联会（网址：http://www. hkcss. org. hk）。

3.3.3　社区家居低视能综合复康服务

1. 服务对象及内容

（1）本项目的服务对象为因低视能而日常生活受到影响及居住于社区的 60 岁以上长者。

（2）香港盲人辅导会普通眼科及低视能中心将会指派验光师及职业治疗师到户，为长者先进行视觉、家居环境及生活的评估，然后为他们提供生活及环境改善建议、助视器及生活辅助用具等，以改善其家居安全。

（3）该计划内受惠长者在验光师及职业治疗师的建议下可获得由赞助机构资助的部分改善设施、助视器及生活辅助用具的添置。

2. 家居环境的建议

（1）在未告诉低视能人士前，不要改变家具的位置。若家具经重新摆放，应告诉他家具的新位置。

（2）尽量把家具靠墙壁摆放，这能减少低视能人士碰撞家具的机会。

（3）把门框、窗户及楼梯涂上鲜艳颜色以便低视能人士更容易辨别它们。

（4）为避免低视能人士被矮小的桌子绊倒，应把桌子移离低视能人士经常行走之路线或盖上颜色鲜明的桌布以帮助低视能人士知道桌子的位置。

（5）不要在地上摆放小地毯或脚垫，否则，低视能人士可能被放在地上的小地毯或脚垫绊倒。

（6）住宅内的地板或是地毯应避免采用色彩缤纷及有很多图案的款式。应采用净色的材料，以方便低视能人士捡回掉在地上的失物。

（7）净色的桌布比色彩缤纷及图案复杂的桌布更能帮助低视能人士看到摆放在桌子上的物品。

（8）在沙发椅的靠背上放置一块与座位颜色不同的布料，能增强靠背和座位的对比度，使低视能人士较易看见座位。

（9）请使用有大字和免提功能的电话。用纸圈做一个带深颜色大字的键盘，以使低视能人士更容易拨打电话。

（10）低视能人士通常看不清楚楼梯的边缘，上下楼梯比较困难，如把楼梯边缘涂上鲜艳颜色，或贴上颜色鲜明之电线胶布，则可以帮助低视能人士分辨楼梯的每一级以避免发生意外。

（11）在浅色的墙壁和透明的玻璃墙或门上贴上深色墙纸，或在深色墙上贴上浅色墙纸，可帮助低视能人士在较安全的距离察觉到障碍物以防止意外发生。

（12）应尽量利用颜色对比以便低视能人士找到下

列物品：

- 门把或门锁——倘若门把或门锁采用的颜色与门的颜色不同，门把及门锁便会较容易被辨别。

- 开关及电门——倘若开关及电门与墙壁的颜色有异，便会较容易被看见。

3. 厨房及进膳的建议

（1）用深浅不同颜色的杯子去盛载颜色深浅不同的饮料，可以帮助低视能人士察觉杯子内液体的分量。例如把深色液体如咖啡或茶倒进浅色的杯子，把浅色的液体如牛奶倒进深色的杯子。同时，颜色的差异可以帮助他辨别容器内液体是否满溢。

（2）进食浅色食物时，应使用深色碗碟。例如低视能人士会较容易看到放在深色碟上的白饭。

（3）一块一面深色、另一面浅色的砧板对低视能人士会提供帮助。例如当要切蒜头及洋葱等浅色蔬菜时，用深色的砧板会较易看见；当要切等辣椒及茄子深色蔬菜时，用浅色的砧板则较易看清楚。

（4）使用碱液或碱粉洗碗碟时，应把清洁剂倒在手里，而不是直接倒进水里，这样能帮助低视能人士量度清洁剂的分量。

（5）低视能人士可以由下列途径知道燃气炉具是否关上：

- 记住开关钮在"关闭"时所在的位置。
- 在"关闭"的位置上涂上鲜艳的颜色,如指甲油,使其更容易被看见。
- 留心聆听炉具关上时的"咔嚓"声。
- 用嗅觉去查看是否尚有未燃尽的气体。

（6）低视能人士可以由下列途径知道微波炉是否关上:

- 记着开关钮在"关闭"时所在的位置。
- 在"关闭"的位置上涂上鲜艳的颜色,如指甲油,使更容易看见。
- 留心聆听微波炉关上时是没有磨打转动声音的。

4. 家居清洁的建议

（1）低视能人士在打扫时可脱去鞋子,利用脚底的感觉去查看地面是否干净。

（2）扫尘或清洁时,低视能人士最好每次沿不同方向做两次,如第一次由左至右,第二次则可由上至下,这种双重清洁能确保清洁彻底。

5. 阅读及书写之建议

（1）适当的助视器,如放大镜、阅读眼镜、视讯放大器等,均可以帮助低视能人士看清楚一般书籍和报刊上的图画及文字。一些采用较大字体的印刷品也能方便低视能人士阅读。

（2）良好的光线对阅读十分重要,坐近窗户可得到更充足的光线。光线应由旁边进入，若光线由背面射进，低视能人士的身体将位于光源及文字中间，会在阅读物上形成阴影。用一些可以调校高度及投射角度的台灯较容易得到所需的照度。

（3）低视能人士要记下一些简短的信息，可以采用一块小型白板和黑色箱头笔。黑字和白纸的强烈对比，可使低视能人士更容易看清楚所写的字。

（4）避免用有颜色或有图案的纸来书写。纸上的图案会令低视能人士因看得吃力而书写困难。

（5）若要用文字和低视能人士沟通，应用深色的笔在白色的纸上写上较大和清晰的文字。白纸和黑字的强烈对比，能令低视能人士更容易看清楚所写的字。

（6）用黑色的水笔或碳素笔写的字会比用普通铅笔写的字颜色更深，使低视能人士较容易看见。

（7）低视能人士可以利用签名卡来签名。签名卡是在一块硬卡纸上面开了个长方形的空格做成的。当低视能人士需要签名时，他可以将卡纸上的空格放在要签名的位置上面，然后就可以把名字填写在这个空格内了。

（8）以下的方法可以帮助低视能人士在阅读时视线不偏离正在阅读的文字：

● 让手指跟随要读的文字。

● 在要读的那行字下面放一张深色纸条，当读到新的一行时便将纸条往下移动一行。

- 在卡纸上剪一个"窗户",放在要读的那一行文字上,令除了要读的那一行文字外的其他部分都被遮盖住。

（9）很多书籍都有录音版本。低视能人士可以借助录音机去"阅读"书籍,这些录音书籍通常可以在为盲人而设的图书馆免费借阅。

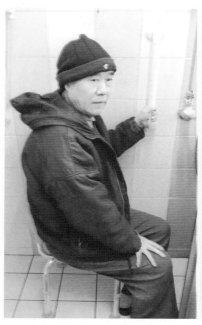

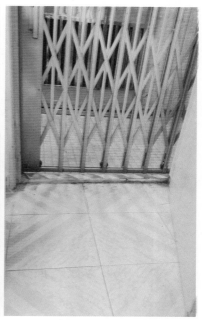

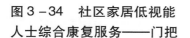

图3-34 社区家居低视能人士综合康复服务——门把

图3-35 社区家居低视能人士综合康复服务——大门前地下边缘贴上颜色鲜艳的电线胶布

3.3.4 信息无障碍中心

1. 简介

香港盲人辅导会信息无障碍中心（本节简称"中心"）是香港主要为视力损伤人士提供图书馆服务的地方。中心旨在为寻求知识、信息的视力损伤人士提供适切的图书馆服

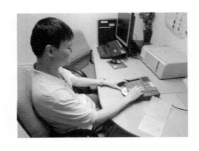

图 3-36 视力损伤人士使用有声书播放机聆听有声书

务，并为有意终身学习、持续进修之视力损伤人士提供支援，以促进他们善用余暇。中心设有录音室，录制有声书、休闲读物及期刊。中心职员负责招募及培训提供录音服务之义工。

2. 服务内容

（1）视力损伤人士图书馆服务：

● 中心为视力损伤人士提供点字及有声书籍/期刊外借服务。中心的馆藏包括各类教科书、参考书及休闲读物（如小说、散文等），馆藏品的主题多元化，包括康复服务、教育、社会科学、语言、文学、人文科学、自然科学等。

- 中心提供音乐光碟及电影光碟供视力损伤人士外借或在中心内欣赏。
- 图书馆内亦备有视力损伤人士所需的辅助仪器及软件，以协助他们在图书馆内阅读及索阅资料。
- 中心还提供本地及海外馆际借阅服务。

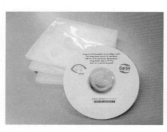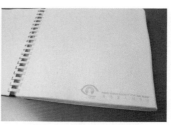

图 3-37　视力损伤人士图书馆服务内容

（2）电讯数码视力损伤人士数字化图书馆服务：视力损伤人士数字化图书馆提供 24 小时有声的馆藏目录、图书、期刊、网上新闻以及最新超级市场特价货品信息、休闲与文化活动信息。会员可以通过中心的电话热线或网页取得上述信息。

（3）视力损伤人士网络共享入门网站：视力损伤人士网络共享入门网站是一个为视力损伤人士而设的平台（只限中文）。此网站为视力损伤人士提供网上新闻、货品优惠价格、杂志及其他信息等。

图书馆书目
新闻及咨询
香港盲人辅导会通告
信息无障碍中心通讯
最新消费情报
关于我们
账号记录

图 3 –38　视力损伤人士数字图书馆的书籍及信息

（4）视力损伤人士口述影像服务："口述影像"是一项专为视力损伤人士提供的服务。它借助简洁及精准的语言，把影像化为语言，协助视力损伤人士掌握他们无法接触的视觉信息。中心在电影、话剧、表演艺术、展览、参观及户外活动时，为视力损伤人士提供口述影像服务，让他们能平等参与艺术及文娱活动。

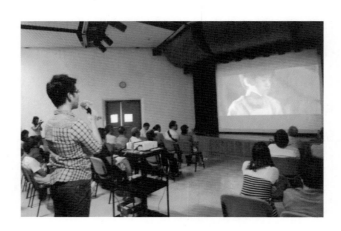

图 3 –39　定期举办口述影像电影欣赏会

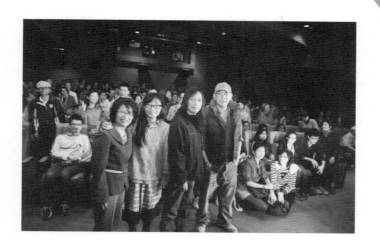

图 3 – 40　与视力损伤朋友及其亲友到电影院欣赏电影《叶问：终极一战》（口述影像由本片编剧李敏及导演邱礼涛合力制作。当天男主角黄秋生与编导莅临支持此项活动）

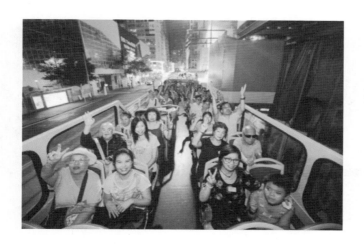

图 3 – 41　与视力损伤会员一同参加由西九文化区管理局主办的"霓虹无界限"巴士夜游导赏团活动（口述影像由中心义工提供）

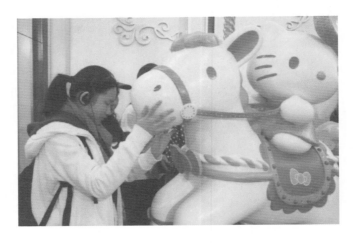

图 3 -42　与年轻视力损伤会员一起参与 "Hello Kitty 40 周年纪念活动"，（获 Sanrio 公司赞助，口述影像由中心义工提供）

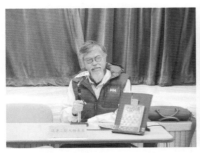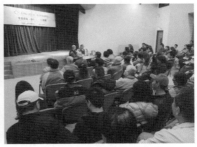

图 3 -43　作家讲座：从《地狱词典》说起
（由著名作家及传媒人刘天赐先生主讲）

（5）艺术及文娱活动：为了提升视力损伤人士的文化水平，扩阔他们的知识领域，提升生活质量，中心定期为他们提供各种类型的文化及休闲活动，如作家讲座及不同类型的专题讲座及音乐工作坊等。

3. 服务对象：所有被注册眼科医生评定为视力受损的香港居民，均可申请成为中心会员。

4. 服务需要评估方法

中心会使用以下的方法评估服务质量：

● 服务统计报告（请参阅本节附录）。

● 举办服务使用者分享会并收集服务使用者的意见。

● 问卷调查。

5. 成效测度及检讨

服务使用者的参与及满意程度，是中心测度服务成果的最重要指标。通过分析服务统计报告，中心可以知道服务使用者的兴趣，即他们喜欢哪一类型的书籍及现时中心提供的信息服务是否受他们的欢迎。

除了上述的评估方法外，中心还非常重视服务质量。对服务使用者提出的意见，中心也会细心聆听并尽快调整。

本节附录

信息无障碍中心季度服务评估统计表

（201　　年　　月至　　月）

一、登记会员

月份/年			
1. 上月登记会员总人数			
2. 本月登记之新会员			
3. 本月申请退会之会员			
4. 本月登记会员总人数			

二、图书馆馆藏数量

月份/年			
1. 点字书			
2. 有声书			
3. 音乐光碟			
4. 只读光碟、电影光碟（包括 VCD 及 DVD）			

第三章

三、服务使用

月份/年			
书籍、光碟借还			
1. 有声书及杂志借阅（以光碟计算）			
2. 点字书借阅（以卷数计算）			
3. 音乐光碟（以光碟计算）			
4. 唯读光碟及电影光碟（VCD 及 DVD）外借（以光碟计算）			

四、视力损伤人士数字图书馆

月份/年			
1. 热线使用率			
2. 网页点击率			

视力损伤人士自助组织的由来与使命*

有理论指出，自助组织像扩大的家庭，与邻里守望相助网络（如居民委员会）并存。自助组织旨在为其成员建立一个意识形态系统，使他们了解面对的问题和解决问题的方法。自助组织的根本价值，在于补充弱势社群服务的不足（Kimbrough，1983）。因此，自助组织是由一群具有共同特质和需要的组群发起成立并展开行动，以达至共同目标的组织。本节将简要介绍视力损伤人士自助组织的由来以及香港视力损伤人士自助组织的重点工作。

历史上最早的视力损伤人士自助组织出现在中国。13世纪，也就是元朝，北京的一群失明的乐手、歌手及说书人，成立了一个拥有48位会员的自助组织，目的是制订内部守则来管理会员的行为以抗衡官府的欺压。这个组织由视力损伤人士创立并管理，除了秘书一人是健视人士外，其余的都是视力损伤人士。当时，视力损伤

*由香港失明人协会徐启明撰稿。

人士所从事的职业包括说书、卖唱、按摩和算命，并由行会的老会员负责招募新会员并加以培养，以让其从事相关职业。为了保障生计，元明清三代的视力损伤人士均成立了这类具有自助组织性质的行会。（Fryer，1942）。

此后，欧洲的视力损伤人士也相继成立自助组织。其中一个最著名的组织叫"三百人组合"（Congregation of the Three Hundred），其在 14 世纪的巴黎非常活跃。该自助组织将数百个视力损伤人士组织在一起，实现自我管理。随着欧洲封建制度瓦解，这些自助组织也陆续解散了。自助组织解散后，流徙各地的视力损伤人士便再难以用集体的力量来解决自身问题了。

自 16 世纪起，英国的残疾人政策开始对近代社会福利服务产生影响。1531 年，英国政府批准残疾人士行乞，每人获发一张《行乞证》，并可接受救济。这是历史上首次政府在法律上承认对残疾人士的责任。1601 年，英国政府颁布《伊丽莎白穷人法》（Elizabethan Poor Law）并据此向残疾人士发放援济（Outdoor Relief）。不过在 16 ~ 17 世纪里，领取政府救济的人都要居住在收容所里。直到 1834 年，穷人法案修订，领取救济的人才无须入住院舍。在此期间，教会及善心人士，也纷纷开办为残疾人士提供服务的志愿组织，如特殊学校、庇护工场等，以便让残疾人士在隔离的环境中生活。在这种情况下，视力损伤人士与其他残疾人士一样，成为了福利的被动接受者并被纳入福利机构家长式管理之下，不能表达自己的意见。

直至 19 世纪后期，美国地区性的视力损伤人士自助组织再次萌芽。美国第一个视力损伤人士自助组织成立于 1871 年，名叫"费城费兰德联盟"（The Friedlander Union of Philadelphia）。之后，很多视力损伤人士学校的校友会，也演变成为视力损伤人士自助组织。这些受教育水平较高的视力损伤人士，希望通过群体力量，来改善与自己息息相关的服务和政策。

在这种趋势的主导下，香港的一群视力损伤人士（部分是盲人学校的毕业生），于 1964 年成立了香港失明人联谊会（香港失明人协进会的前身）。那时，社会对视力损伤人士的歧视非常严重，几乎所有普通学校都不接受失明学生入读，大多数雇主都不愿意雇用视力损伤人士。作为香港失明人士协进会（以下简称"协进会"）创会会长的曾昭华，把视力损伤人士组织起来，利用群体力量，为消除社会对视力损伤人士的歧视，促进视力损伤人士融入社会，鼓励视力损伤人士提高对自己的要求，勇于接受新挑战，开始大胆尝试以前所没有做过的事情。

协进会以"平等""独立""机会"为目标，通过倡导自助和互助精神，鼓励视力损伤人士使用替代视力的方法，解决所遇到的困难。在促使视力损伤人士破除传统文化所灌输的"失去视力便什么都干不了"的旧观念的基础上，不断寻求个人和整体的突破。协进会的目标和信念是很清晰的。因而，会员可以朝着明确的方向，迈向共同的理想，并在生活中实现这些目标和价值。

随后，香港失明人互联会、香港视网膜病变人士协会及香港视障视全人士协会，先后于1972年、1995年和1998年成立。这些团体，均由热心的视力受损人士组织和管理，自其建立之日起，便竭力通过向政府相关部门提供政策咨询，服务于视力受损人士。为了让视力受损人士进一步团结起来，共同捍卫自己的权利，他们广泛开展各种提高视力受损人士权利意识的活动，并在深入研究的基础上，清晰界定视力受损人士的需求，从而就相关政策问题向政府有关部门表达意见，提出建议。除开展形式多样的公众教育活动以外，这些视力受损人士互助团体，还通过举办社交、教育及文娱活动，鼓励视力受损人士增强互助意识，在促进社会各界认识和了解视力受损人士的需要，从而在促进政府改善相关服务方面，始终扮演着重要的角色。

大体来说，香港的视力损伤人士自助组织因会员背

景和需要的不同而担负着不同的使命。其工作对象包括
"同路人"（即视力损伤人士）、同行者（即家人、照顾
者）、加油者（如义工、捐款者和相关的工作人员）、互
动者（即所有社会成员）、管治者（即政府人员）以及
社会公众人士。视力损伤人士自助组织通常会专注一种
或兼顾多种工作，从而在不同战线上为视力损伤人士的
福祉而努力。

　　视力损伤人士自助组织的第一条战线，是解决他们
的迫切问题并满足他们的基本需要，使他们获得足够和
合适的教育、就业、交谊康乐等生存发展机会，令他们
的个人潜力得以充分发挥以贡献于社会。而其第二条战
线，是让视力损伤人士的家人和照顾者感到并不孤单并
充满力量，以便与视力损伤人士一起努力，从而过上有
尊严且享有基本权利的生活。其第三条战线是，与提供
各类服务、辅助工具和设施的人员合作，为视力损伤人
士提供适切服务、便利设施和通达环境，以消除视力损
伤人士的环境障碍。其第四条战线是，促使社区成为不
歧视和无障碍的生活环境，并与社会各界人士（包括教
师、街坊、雇主等）真诚合作，缔造一个让每个人都能
有尊严地生活的全纳社会。第五条战线，是针对管治者
的，即作为政策倡议者，他们将游说政府通过法律和建
立制度，使残疾人观点主流化并不断改善设施和服务，

巩固及促进全纳社会的发展。第六条战线，是通过国际和地区交流，让地球上的所有人朝向共享先进科技和人类文明的目标迈进，从而让新思索和新科技成为推动全球视力损伤人士进步的有效工具。

通过对视力损伤人士自助组织由来以及香港视力损伤人士自助组织各项工作的回顾，我们已经认识到，作为提升视力损伤人士能力与权利的组织，视力损伤人士自助组织可协助成员提高权利意识，努力超越视力损伤造成的障碍，实际在视觉主导的世界中发挥所长，以实际行动实现自己的生命价值。

3.5　社会福利服务：
院舍照顾

3.5.1　视力损伤长者院舍服务

1. 简介

香港的视力损伤长者院舍，是为健康欠佳，或在肢体/精神方面有残疾的视力损伤长者提供住宿照顾而设立的机构。服务内容包括住宿、膳食、医疗护理、个人照顾及社交康乐等。其期望是通过院舍照顾，使视力损伤长者安享晚年。

视力损伤长者院舍服务，因应视力损伤长者不同的健康情况，设有护理宿位及疗养宿位。接受护理宿位服务的长者，需要专业护士及个人护理员的护理照顾，而接受疗养宿位服务的长者，则需要高度的医疗护理照顾。

2. 院舍规格及设施

香港视力损伤长者院舍，需要领取残疾人士院舍牌照方可营运并需要遵照香港社会福利署残疾人士牌照事务处制订的残疾人士院舍实务守则提供服务。残疾人士院舍实务守则，涵括的内容极其广泛，主要包括：

- 残疾人士院舍的分类。
- 建筑物及住宿设备。
- 消防安全及防火措施。
- 楼面面积。
- 家具及设备。
- 管理。
- 院舍员工。
- 保健员。
- 保健及照顾服务。
- 感染控制。

- 营养及饮食。
- 清洁及卫生设备。
- 社交照顾。

此外，为加强视力损伤长者的导向及自我照顾能力，院舍设有无障碍设施。尽管不同个别院舍的设施会有所不同，但主要设施应包括：

- 盲人引道径。
- 摸读地图及发声装置。
- 点字及触摸信息标示。
- 位置发声装置。
- 点字、触摸及发声升降机。
- 发声导向装置。
- 桌面阅读放大机。
- 视力损伤人士使用的电脑软件。
- 水疗服务。
- 圆角设计家具及用品。
- 使用强烈颜色对比的建筑及室内设计。
- 多感官治疗室。
- 以香味植物布置的休憩花园等。

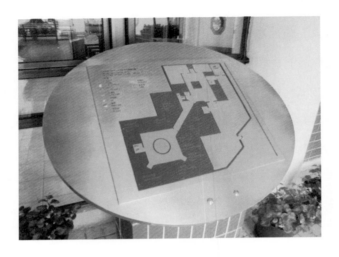

图 3-44　视力损伤长者院舍的摸读地图及发声装置

3. 一般视力损伤安老院舍服务内容

● 住宿及膳食（多种类特别设计餐单）。

● 洗衣。

● 24 小时护理及个人照顾。

● 导向训练。

● 提供社工服务，例如评估、辅导、转介及举办
　活动。

● 物理治疗及康复训练。

● 认知障碍症照顾服务。

● 起居照顾服务，包括在日常起居生活上提供
　协助。

● 注册医生（即到诊医生）定期到访。

● 定期举办活动，以满足院友的社交及康乐需要，从而鼓励院友培养自己的兴趣，与社群和家庭保持联系。

4. 视力损伤长者院舍员工

《残疾人士院舍规例》订明的高度照顾院舍的最低人员配置标准如表3 – 6。

表3 –6　高度照顾院舍最低人员配置标准

项目	员工种类	高度照顾院舍
1	主管	1 名
2	助理员	上午7 时至下午6 时期间，每40 名院友须有1 名助理员（不足40 人按40 人计）
3	护理员	■ 上午7 时至下午3 时期间，每20 名院友须有1 名护理员（不足20 人按20 人计）； ■ 下午3 时至下午10 时期间，每40 名院友须有1 名护理员（不足40 人按40 人计）； ■ 下午10 时至上午7 时期间，每60 名院友须有1 名护理员（不足60 人按60 人计）。
4	保健员	在上午7 时至下午6 时期间，每30 名院友须有1 名保健员（不足30 人按30 人计），或每60 名院友须有1 名护士（不足60 人按60 人计）
5	护士	

5. 申请人需要符合的条件

● 60 岁或以上。

● 经由眼科医院/诊所医生或私人执业的眼科医生诊断为失明或严重程度视力损伤。

● 无法在社区独立生活。

● 没有患上传染病或可能需要深切护理的疾病。

● 健康欠佳或身体机能有缺损，以致在起居及日常生活方面必须接受照顾及协助。

● 在辅助器材或轮椅的协助下，可行动自如。

● 精神状况适合过群体生活。

6. 服务申请及收费

合资格的视力损伤长者可通过香港社会福利署各区的综合家庭服务中心、医务社工或其他福利机构申请，经家访及体检合格的视力损伤长者便可入住所申请类别的院舍。所有住宿收费均按照社会福利署资助院舍收费标准订定。

（社会福利署查询网址：http：//www. swd. gov. hk）

7. 服务表现标准

视力损伤长者院舍照顾的服务表现标准（如表 3 - 7 所示）：

表 3-7　社会福利署长者院舍服务量标准

序号	服务量指标	议定水平
1	一年内的平均入住率	95%
2	一年内制订个人照顾计划的比率	90% 的院友于1 月内制订，其余则于入住后3 个月内制订
3	一年内的个人照顾计划检讨率	90%

3.5.2　心光护理安老院

1. 宗旨及目标

心光护理安老院建于景色怡人的山坡旁，环境优美宁静，是专为视力损伤长者提供住宿服务的机构。其目标是让他们能在院内获得社交、医疗及个人照顾，从而安享晚年。

2. 服务范围

（1）膳食服务：每日三餐，并有茶点，为院友提供均衡营养的膳食。

*由香港心光学校撰稿。

（2）护理服务：护士定期安排安老院长者健康检查，例如量血压、验糖尿、称体重等，并提供健康辅导及讲座。

（3）小组及特别活动：院内除提供兴趣小组、益智讲座、户外活动、生日会、节日庆祝等活动外，还有热心团体及义工定期探访。院方亦安排院友们每天开展适量运动。

（4）个人起居照顾：协助院友适应院舍生活，有需要时提供个人辅导。

3. 名额

● 香港社会福利署资助宿位，35 名。

● 自负盈亏宿位，10 名。

4. 申请入院资格

（1）香港社会福利署资助宿位：

● 年满 60 岁或以上女性。

● 经注册眼科医生证明为视力损伤人士。

● 自我照顾能力较差，需要部分护理。

● 精神健康及无传染病者。

（2）自负盈亏宿位：

● 年满 60 岁或以上女性。

● 经注册眼科医生证明为视力损伤人士或视力欠佳者：

- 自我照顾能力较差，需要部分护理。
- 精神健康及无传染病者。

5. 申请入院／离院手续

（1）香港社会福利署资助宿位：

- 申请人可通过香港社会福利署转介及登记轮侯，再由社会福利署转介到安老院。
- 经家访后，如申请人被核实符合入院资格，院方便会尽快安排办理入住手续。
- 因适应或其他个人理由欲离院者，可提前1个月书面通知院方。

（2）自负盈亏宿位：

- 填妥申请表后寄回或传真回安老院。
- 安老院将会在接到申请后致电联络评估及安排入住。
- 因适应或其他个人理由欲离院者，可提前1个月书面通知院方。

6. 院费

（1）香港社会福利署资助宿位：按香港社会福利署院舍收费标准厘定。

（2）自负盈亏宿位：视乎申请者身体健康状况而厘定。

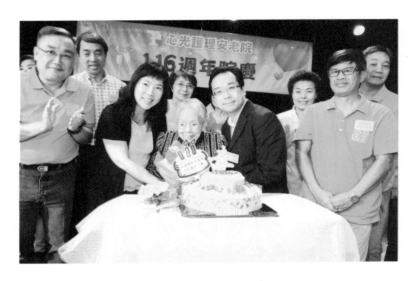

图 3 –45　心光护理安老院 116 周年院庆

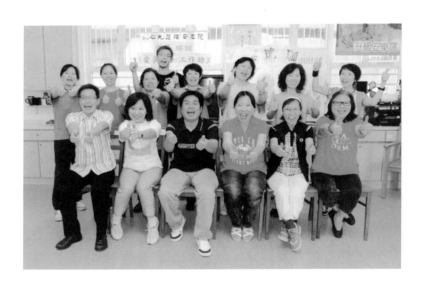

图 3 –46　爱笑瑜伽

社会福利服务：资源中心/照顾者培训支援

3.6.1 视障人士家庭资源中心

1. 简介

香港盲人辅导会视障人士家庭资源中心（本节简称"中心"）提供一个集中的地点，让视力损伤儿童、视力损伤儿童家长及其家人交流经验，并在中心职员的协助下互相帮助，促进视力损伤儿童的家长及其他家庭成员/亲属/照顾者更能认识及接纳视力损伤儿童，且增强整个家庭的功能，使家长及亲属/照顾者能够应付他们在照顾视力损伤儿童方面所遇到的压力及困难，并通过不同种类的活动及服务，为视力损伤儿童及其家长培养良好的亲子关系，协助视力损伤儿童发展成才。

2. 服务对象

视力损伤儿童、视力损伤儿童家长及其家人。

3. 服务内容及范围

中心提供舒适的场地及切合视力损伤儿童使用的专

业设备，并由专业社工提供专业指导及举办不同种类的活动及服务。

（1）热线服务：提供电话咨询，解答有关照顾及教育视力损伤儿童的各类疑问，并提供有关资源的信息。

（2）个别培训服务：培训家长训练视力损伤儿童自我照顾的各种技巧。

（3）教育讲座：定期举办教育讲座，为家长提供教育视力损伤儿童的最新方法。

（4）图书馆服务：提供各种参考读物、录音书籍、影像光碟及玩具等，培养视力损伤儿童的阅读习惯，协助不同年龄的视力损伤儿童健康地成长。

（5）小组活动：定期举办不同类型的小组活动，包括儿童成长小组、亲子小组及家长支援小组等。

（6）辅导及咨询服务：由专业社工提供辅导服务，协助家长解决视力损伤儿童及青少年成长及学习中遇到的各种困难。如有需要，可转介至其他专业人士，如验光师、职业治疗师、教育专家、幼儿专家等，提供各种咨询服务。

（7）社区教育：定期为学校、团体、机构或社区人士等举办社区教育活动，介绍视力损伤儿童及其家长的需要，推动社会人士对视力损伤儿童的认识和关怀。

（8）广播培训及网上电台计划：通过培训视力损伤

儿童及青少年成为电台主持，让他们在中心成立的网上电台内参与节目制作，以声音抒发情感、锻炼自信心、建立人际关系并一展所长，提升其掌握信息的能力。电台节目内容非常丰富，包括音乐节目、嘉宾访问、生活资讯、原创广播剧集等。

4. 服务需要评估方法

（1）意见邮柬：设有意见邮柬（本节附录一），鼓励服务使用者填写，并可以多种途径交回中心，包括意见箱、传真、电邮或邮递。

（2）服务使用者问卷调查：定期于户外活动及小组活动后，派发活动满意度问卷，有系统地收集服务使用者对服务需要的意见。

13. 成效评估

（1）服务量标准统计报告：按照香港社会福利署或香港赛马会与资助机构协议所载的协定水平，就其服务单位在服务量标准方面的成效，每季及全年提交统计报告。服务量包括使用率、登记会员人数、所举办每个小组及活动的平均出席率及举办活动次数等。

（2）服务使用者参与活动满意度问卷调查：定期于户外活动及小组活动后，派发活动意见调查表（本节附录二），有系统地收集服务使用者的意见。

本节附录一

视力损伤儿童家长资源中心意见邮柬

　　为了进一步了解您对中心服务质量的要求，有助我们为会员提供更佳的服务，欢迎你们提出意见。请填妥以下的意见栏，投入本中心的意见箱、传真、电邮或寄回中心收。多谢你们的支持！

中心联络方法：

电话：xxxx xxxx　　　　　　传真：xxxx xxxx

电邮：xxxx@xxxxxx　　　　　地址：xxxxxxxxxxxxxxxxx

我的意见：

日期：＿＿＿＿＿＿＿＿＿＿＿

欢迎您提供个人资料，以便联络答复。

本人：＿＿＿＿＿＿＿（姓名），乃　　中心会员　　□

会员家属　　□

（会员姓名：＿＿＿＿＿＿＿）

其他　　□

联络电话：＿＿＿＿＿＿＿＿＿　电邮地址：＿＿＿＿＿＿＿＿＿＿＿

＊请在适当位置✓

本节附录二

视力损伤儿童家长资源中心活动意见调查表

活动名称：_____　　日期：_____

会员编号：_____　　记录编号：_____

（此项由中心填写）

多谢阁下参与是次活动！为了能够了解会员的需要，希望阁下可抽空填写本问卷。本问卷只作检讨活动之用。多谢合作！

请圈出适当的数字，以表达阁下对以下第1至4题的意见：

项目	非常同意/非常满意	同意/满意	不同意/不满意	非常不同意/非常不满意	不适用
1. 对活动行程的安排	4	3	2	1	不适用
2. 对活动时间的安排	4	3	2	1	不适用
3. 活动费用	4	3	2	1	不适用
4. 义工们的服务态度	4	3	2	1	不适用

5. 你会给这个活动多少分？（10分为满分）

_____

6. 请提议下次活动的类型、形式、主题或地点：

_____

7. 请以文字写出或绘制图画来表达你对是次活动的体会或感受！

非常感谢您对本意见调查的协助与支持！

3.6.2　视听障人士资源中心

1. 简介

即使拥有剩余视力、听力及语言能力，视听力损伤人士在生活和沟通上仍会遇到各种困难。由于视听力损伤人士的情况不尽不同，因此他们在生活上的协助、学习上的配合、社会上的设施及情绪上的支援等方面的需要，也是不尽相同的。实际上外界对他们的支持、接纳与配合是十分重要的。

根据 2016 年 3 月香港康复服务中央档案室统计报告，同时登记视觉及听觉损伤的香港人士只有 162 人。而香港盲人辅导会视听障人士资源中心于 2013 年向全香港康复服务机构发出的"全港视听障人士服务需求调查"，回复的问卷资料反映香港的视听力损伤人士有 460 余人，其中接近一半为长者，其次是来自特殊学校的学童。虽然视听力损伤人士在香港只占人口的一小部分，但他们的需要却不容忽略。

现时香港的康复服务主要依据弱能人士的主要弱能而分类，例如视力损伤或听力损伤等。但视听力损伤人士却必须同时面对视力损伤及听力损伤两方面的困难，难以以主要弱能区分服务类别，故此他们的需要很容易受到忽略或被错配。

　　香港盲人辅导会早于 1992 年便已觉察到视听力损伤人士的独特需要，并着手筹备视听力损伤人士康复训练计划。自 1995 年起在获得香港公益金的资助后，该辅导会启动了全港首个视听力损伤人士康复计划，并一直推行至今。该计划为视听力损伤人士提供各项训练，致力于为其提供优质服务，以期能让视听力损伤人士有尊严地独立生活在社区，并在增强他们的沟通技巧的基础上，让他们与社区保持接触从而提升他们的生活质量、个人自信及自我形象。此外，还通过推行公众教育，让社区人士接纳及了解视听力损伤人士，以促使其共同建构一个和谐共融的社会。

　　香港首间为视听力损伤人士、家属及康复工作者提供视听力损伤方面的信息与协助的香港盲人辅导会视听障人士资源中心（本节简称"中心"）于 2006 年 1 月正式成立。它旨在为视听力损伤人士及其亲属以及视听力损伤人士康复工作者提供适切的支援服务，特别是致力于强化视听力损伤人士的沟通技能，以协助他们与家人建立和谐关系并融入社区生活。让视听力损伤人士有权利获得协助，以让其与社会上其他人士共存，是共融精神的重要体现。

2. 服务内容

（1）专业服务转介，例如辅导服务、视觉检查、听觉检查、职业治疗、物理治疗及康复训练服务等。

（2）辅助仪器咨询服务，除提供咨询服务外，中心内还陈列有视听力损伤人士日常生活的辅助仪器，以便会员查询、试用或购买。

（3）电话咨询服务——通过热线解答有关照顾视听力损伤人士的疑问，并提供有关资源和信息。

（4）图书馆服务——提供视听力损伤人士生活资讯、本地及海外刊物、书籍、光碟、录影带等，以供会员借阅，同时增加读者对视听力损伤人士的认识。

（5）定期举办专题讲座及工作坊，内容包括沟通模式和专业服务等，让社会人士、康复机构员工、视听力损伤人士的亲属，认识及了解视听力损伤人士的需要，从而协助他们融入社会。

（6）义工计划——通过义工计划让爱心义工为视听力损伤会员提供支援，如探访及电话问候，以便让他们感受关怀并在日常生活上获得协助。

3. 其他针对视听力损伤人士的服务

（1）沟通模式：与视听力损伤人士沟通的模式，包括身体语言、触摸实物、声音/语言沟通及触感手语等。1993 年在视听力损伤人士陈民安神父（Rev Dr. Cyril Axelrod）的协助下，香港引入及发展了中文触感手语（香港），从而使香港的视听力损伤人士通过触摸辨认手语动作，加上其剩余视力、听力来接收对方发出的信息，从而摒除视觉与听觉损伤带来的困难并与外界接触成为了一种新的可能。

由于视听力损伤人士之视听力损伤程度是十分个别化的。因此，在中心顾问委员会的带领下，我们将经验结集成书出版，以便与各界分享。其中包括 2003 年出版的《视听障人士训练手册》及《触感手语词汇集》、2010 年出版的《沟通无障碍——视听障人士训练》及《中文触感手语（香港）词汇集光碟 2》、2013 年与香港教育学院特殊学习需要与融合教育中心联合出版的《聆·感·触·动——视听力损伤人士学习个案》等。

（2）视听力损伤人士导译员服务：视听力损伤人士的视觉及听觉功能同时受损，使他们较难如正常人一样独立生活。但借助已接受专业培训的导译员，视听力损伤人士可以在接收和传递信息、引领及指导方向等方面获得协助，例如购物、讲解周遭环境及人和事，以让他们更安全及无障碍地融入社会。2013 年获余兆麒医疗基金资助所开展的视听力损伤人士导译员服务，旨在为视听力损伤人士在生活上提供导译方面的协助，对于帮助视听力损伤融入社会，发挥了重要的作用。

4. 工作手法

（1）开办"视听障人士导译员证书课程"，通过理论与实践，学习与视听力损伤人士的沟通技巧、带领技巧和应用技巧，培训合资格的导译员。

（2）为视听力损伤人士提供"一对一"的配对服务。每位服务对象对导译员的需要各有不同，例如有需要导译员带领其到社区购买食物及日用品或陪同前往医院等候复诊，或参与社交活动者等。

（3）公众教育——定期联络社区团体，让大众认识视听力损伤人士在日常生活中所遇到的困难并了解如何协助他们。

社会福利服务：
辅助器具

3.7.1　辅助器材

辅助器材主要分为低视能器材与全失明器材两大类。

1. 低视能器材与软件

（1）屏幕放大软件（Screen Magnification Software）。

屏幕放大软件（如 ZoomText 及 Magic）能把电脑屏幕上的所有图像及文字放大显示出来，它可安装在电脑的硬盘内或即插即用。使用者可按照自己的喜好，选择放大倍数。此外，屏幕放大软件亦可以黑白或其他颜色的组合显示屏幕内容，提高其颜色对比度。使用者亦可在屏幕上自设多个小视窗，来显示重要的资料。现时产品的放大倍数最高可达 60 倍或以上，有些产品还附有语音功能，令使用者更容易操作。

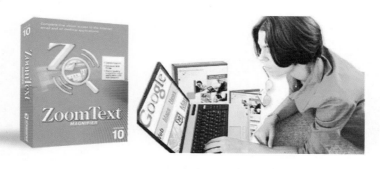

图 3 – 47　屏幕放大软件

（2）放大机［Video Magnifier，简称 CCTV（Close Circuit TeleVision）］。放大机可以说是一部电子放大镜，可供弱视人士将书本内容放大以供阅读。当中有黑白和彩色显示之分，也有配备显示器或外接显示器的不同型号产品。近年除了外形像电脑显示器的台式放大机之外，还有便携式放大机。它们无论是外形还是重量都和大的手机差不多。为协助一些严重弱视的朋友，有些型号还备有界线及部分覆盖功能，令使用者更容易把焦点集中在指定的位置上。亦有一些可用作远距离观看，方便学生在课室使用。近年市场已推出能将纸介文件上的文字即时转换成语音的放大器，这无疑大大提升了对视力损伤人士的帮助。

一般台式放大机的放大倍数已可达一百多倍，同时还备有各种不同的附设功能，例如文字辨识、语音辅助等。

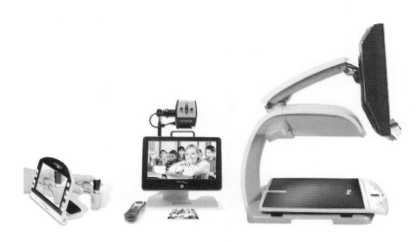

图 3–48　放大机

2. 全失明器材与软件

（1）屏幕阅读软件（Screen Reading Software）。屏幕

阅读软件是一款与 Windows 操作系统全部界面紧密结合的发声工具，它可安装在电脑的硬盘内，或以即插即用的方式提供语音发声及点字输出功能。屏幕阅读软件能把鼠标所指向的各个视窗内容、按钮名称和提示信息以语音形式表达出来，并可设定以不同声音来表示屏幕中不同类型的信息。也就是说，健全视力人士会将鼠标移动到视窗和按钮上进行各种操作，而视力损伤人士则可借助软件的协助，利用语音的引导来定位和操作。现时，香港视力损伤人士最常用的屏幕阅读软件分别是 JAWS、NVDA 及"晨光"。

JAWS 是一个屏幕阅读软件的简称，它可以在不同的视窗作业系统运作（例如视窗 2000、XP 及 2007 等）并支挥多种语言，包括英语、粤语、普通话及不同国家（地区）的语音，适合不同语言需求的人士使用。除此以外，它亦支持很多常用软件，例如 Microsoft Word、Excel、Outlook 及其他多种常用软件，因此 JAWS 在国内外都深受视力损伤人士欢迎。虽然 JAWS 的性能十分卓越，但由于它的售价高昂，故并不是所有视力损伤人士都能负担得起的。因此，一些视力损伤人士则会选用 NVDA 或"晨光"作为屏幕阅读软件。"晨光"是一款免费的屏幕阅读软件，NVDA 是共享软件，任何人在不谋取利益的情况下，均可获得授权免费使用，或向他人分发有关程序。它亦能以普通话、粤语或英语读取电脑屏幕上的信息。虽然 NVDA 及"晨光"的性能比 JAWS 稍逊，但由于这是一套免费的软件，所以仍广受视力损伤人士欢迎。

现时亦有使用苹果（Apple）内置的 VoiceOver 软件操作 iPhone、iPad 及 MacBook 电脑的，另外安卓（Android）设备使用的 TalkBack 及 BrailleBack 也可为屏幕阅读软件提供语音与点字的支持。

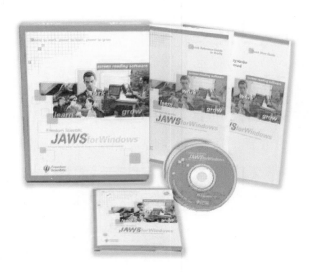

图 3-49　屏幕阅读软件 JAWS

（2）点字显示器和电子记事本（Braille Display and Braille Notetaker）。点字显示器接驳电脑，与屏幕阅读软件配合操作，将屏幕上的文字即时以点字呈现，用者只需触摸点字显示格上的点字，便能阅读屏幕显示的内容。点字显示器提供的显示格，由 10 多格至 80 多格供选择。现在市场上已推出以蓝牙接驳的点字显示器，除了可以无线接驳电脑外，还可接驳平板电脑或手机等。由于产品属精密及较复杂的仪器，所以价格也较高，售价 2 万多港币，其售价主要依点字显示格的数量、使用上的方便程度及机身体积而定。

　　点字或发声电子记事本可以独立使用，无须接驳电脑使用。它们是独立的电脑，配备了点字显示并提供语音功能，也可接驳电脑作为点字显示器使用。

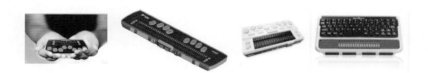

图 3-50　点字显示器和电子记事本

　　（3）点字刻印机（Embosser）。点字刻印机可刻印出点字书本或文件，有一些更可以刻印出凸图或同时打印一般的文字或图形。刻印机主要利用一些软件，如 Dux-bury、"亮点" 或 Tiger Software Suite 等的点字转换软件，将电脑上的文字转换为点字并通过相关的点字刻印机刻印出点字或凸图来。当然还有其他的不同机器，如 Zy-

Fuse Heater，是用热感塑纸制作凸图及其他的配件。

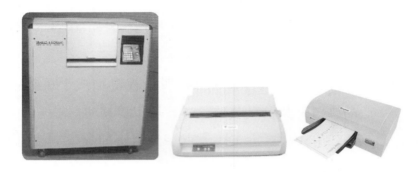

图 3-51 各类点字刻印机

其他的产品还包括，有语音发声的光字辨识机器和软件及一些方便视力损伤人士使用的听书机等。

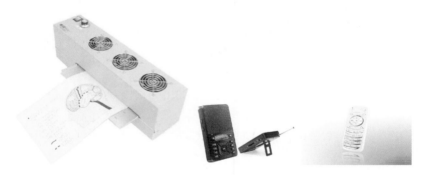

图 3-52 其他点字刻印产品

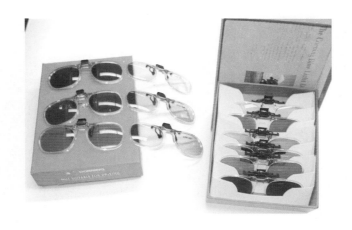

图 3 –53　辅助器材（filter）

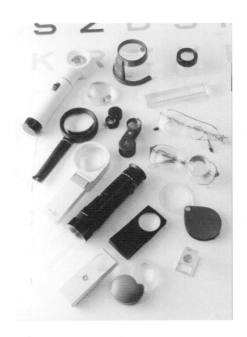

图 3 –54　辅助器材（magnifier）

3.7.2 辅助用品

辅助用品的种类十分繁多，其可照顾到视力损伤人士不同方面的需要。

1. 生活方面

视力损伤人士使用的生活辅助用品，主要包括以下几种：

- 手杖。
- 点字/语音手表。
- 点字/语音时钟。
- 语音报时钥匙扣。
- 语音体温计。
- 语音血压计。
- 语音体重磅。
- 定位凸点。

以上用品，可供失明或低视力损伤人士使用，售价廉宜、容易使用，是视力损伤人士的生活好帮手，其中手杖更是他们最普遍使用的随身物品。

2. 学习方面

视力损伤人士和健视人士一样，都有学习的需要。他们需要上学、用文字表达信息、量度物件的大小，也需要计算。针对这些需要，可为他们提供以下的辅助用品，令他们愉快地学习：

- 字格。
- 点字字排。
- 点字打字机。
- 点字纸（配合字排和打字机一起使用）。
- 点字间尺。
- 大字间尺。
- 大按键计算机。
- 语音计算器。
- 颜色测量器。
- 读书架。

语音计算器有两大类别，一类提供四则运算功能，另一种提供高阶运算功能。读书架主要是将书本或文件以一定角度摆放，让低视力人士用眼睛看文字或图像时，能保持较佳的头颈角度。

3. 娱乐方面

视力损伤人士与康健人士一样也需要娱乐。以下是常用的娱乐用品：

- 点字/大字纸牌。
- 国际象棋。
- 飞行棋。

● 拼图。

● 大富翁。

● 语音足球。

不具备语音功能的娱乐用品，一般都提供了大字或点字，视力损伤人士可因应本身的情况作出选择。

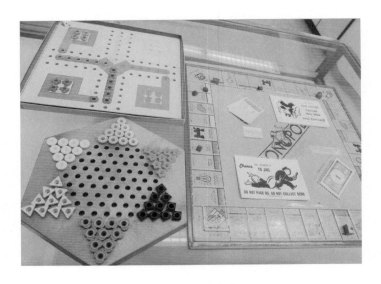

图 3 – 55　供视力损伤人士使用的文娱康乐用品

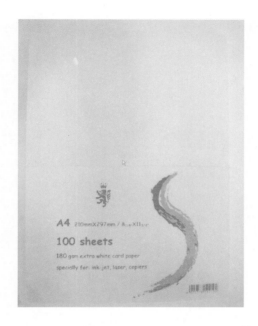

图 3 –56　点字纸

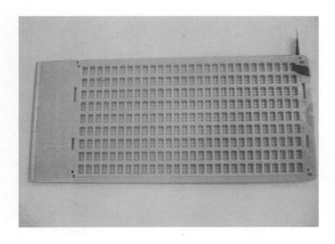

图 3 –57　点字字排（1）

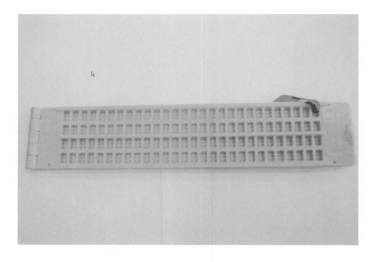

图3-58 点字字排(2)

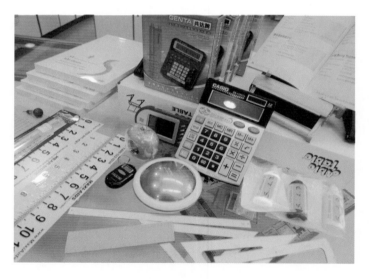

图3-59 各种供视力损伤人士使用的用品

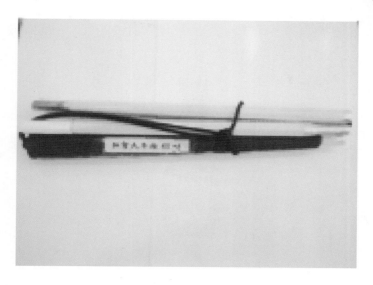

图 3 –60　手杖

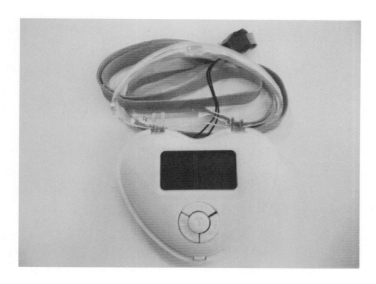

图 3 –61　语音钥匙扣

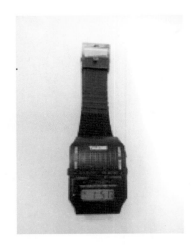

图 3 –62　语音电子表

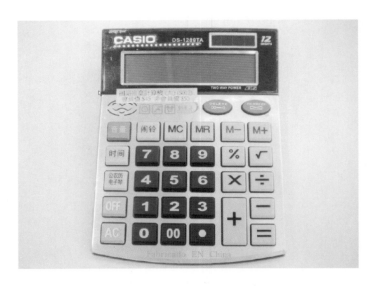

图 3 –63　语音计算器

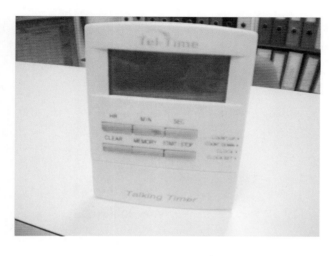

图 3 -64　语音计时器

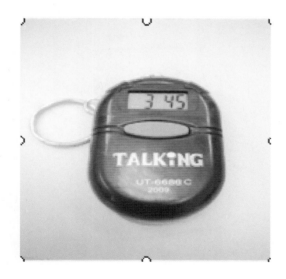

图 3 -65　语音报时钥匙扣

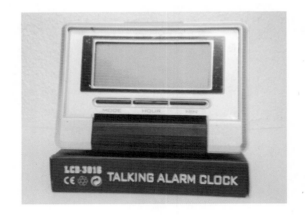

图 3 -66 语音时钟 (1)

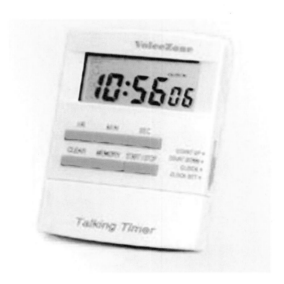

图 3 -67 语音时钟 (2)

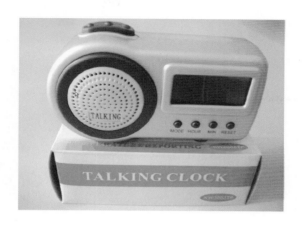

图 3 –68　语音时钟（3）

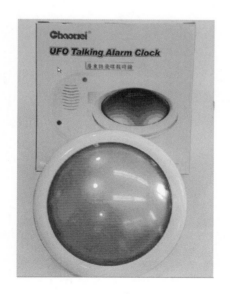

图 3 –69　语音时钟（4）

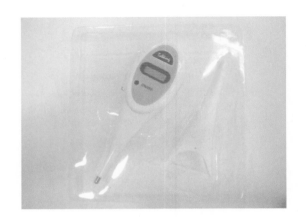

图 3-70　语音体温计

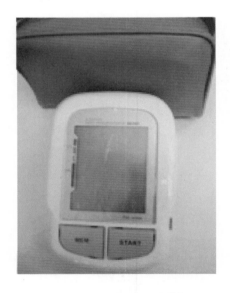

图 3-71　语音血压计

3.7.3　辅助动物：导盲犬 [*]

1. 前言

作为一种辅助动物，导盲犬是一种接受过专业受训，以提高视力损伤人士的活动能力、安全程度的犬只，在一定程度上，导盲犬是视力损伤人士的陪伴者。导盲犬能协助视力损伤人士判断路面情况，避开障碍物，达至无障碍出行的目的。香港特区政府统计署 2014 年 12 月发布的第 62 号专题报告书显示，香港约有 174 800 名视力损伤人士，占香港总人口的 2.4% [①]。全球导盲犬学校接受的导盲犬训练申请者，约占视力损伤人士的 1%。由此估计，香港约有 1 700 名视力损伤人士需要接受导盲犬服务，明显存在求过于供的情况。根据《香港法例》第 487 章《残疾歧视条例》，任何人士如拒绝视力损伤人士携同导盲犬（包括正在和视力损伤人士接受引路训练的导盲犬）进入容许公众人士进入的场所，或拒绝向他提供服务或设施，则可能被视为触犯

---

[*] 由香港导盲犬协会撰文。

[①] 政府统计署第 62 号专题报告书 http://www.statistics.gov.hk/pub/B11301622014XXXXB0100.pdf

《残疾歧视条例》。[①] 平等机会委员会曾于 2014 年 7 月发出歧视条例检讨公众咨询文件，建议加入条文明确保障残疾人士不会因其使用辅助动物而受到歧视。[②]

2. 导盲犬的历史发展

（1）起源：导盲犬的起源要追溯至 17—18 世纪。1780 年，巴黎的一家失明者医院，首次尝试有系统地训练犬只帮助视力损伤人士。1819 年，维也纳的一位名叫 Johann Wilhelm Klein 的视力损伤人士学校创办人，在其书中比较系统地介绍了导盲犬概念及训练方法。而较广为人知的是，在第一次世界大战期间，数千名士兵因受毒气攻击等原因而致盲，有一位德国医生随即提出并实施了训练犬只以帮助视力损伤士兵的计划，更于 1916 年在德国欧登堡开办了世界上第一所导盲犬学校。[③]

（2）国际导盲犬联盟：国际导盲犬联盟（International Guide Dog Federation，IGDF）成立于 1989 年，目前世界各地已有超过 89 个会员机构。联盟除了联系各地导盲犬机构，促进知识交流之外，亦为导盲犬训练定立

---

① 劳工及福利局局长引用条例作有关答复 http://www. lwb. gov. hk/chi/legco/16102013. htm
② 平等机会委员会公众咨询文件 http://www. eocdlr. org. hk/downloads/dlr_fulldoc_tc. pdf?f = s&c = white
③ 国际导盲犬联盟 http://www. igdf. org. uk/about – us/facts – and – figures/history – of – guide – dogs/

标准，以促进现有或新成立的导盲犬学校提高其服务质量。

（3）香港引入导盲犬的过程与现状：2011 年，4 只由国际认可的导盲犬学校训练出来的导盲犬，经由"四人四狗导盲犬使用者培训先导计划"引入香港。该计划由心光盲人院暨学校和香港盲人辅导会合作，受余兆麒医疗基金提供的资金支持，并得到了香港首个导盲犬机构——香港导盲犬协会的全力支持。该计划邀得国际知名导盲犬专家 Ian Cox 为顾问，并获得美国导盲犬学校——Guiding Eyes for the Blind 提供的 4 只导盲犬及相关服务，让 4 位视力损伤人士在美国配对导盲犬只回香港使用。

先导计划于 2013 年成功完成。同年，香港导盲犬协会得到慈善基金支持，加上筹募善款，从海外聘得具 40 多年导盲犬学校运作及训练经验的总监，另招募了两位见习导盲犬指导员及一位导盲幼犬督导员，组成了本地的导盲犬专业训练团队。截至 2014 年末，香港导盲犬协会已拥有 6 只完成配对的导盲犬和 8 只处于寄养及训练初期的导盲幼犬。

3. 导盲犬的特质与职责

（1）特质：考虑到性格、气候等因素，香港导盲犬犬种以拉布拉多及此犬种与金毛寻回犬的混种为主。这些犬种具有温顺、热爱工作的良好习性。此外，导盲犬的上 4～7 代也须为导盲犬，以确保其血统在性格与健康方面皆属优良，没有受到不良遗传因素的影响。

（2）职责：导盲犬的职责是，依据视力损伤人士发出的指令领路，带领视力损伤人士安全地绕过障碍物（包括头顶上的悬挂障碍物，例如树枝）。导盲犬还应学会"有智能地不顺从"，即它们会拒绝执行不安全的指令（例如当车辆正迎面而来时，它们会拒绝服从"前行"的指令）。在工作中，导盲犬能避开令它分心的事物，例如猫。此外，导盲犬还会替其使用者寻找空座位。但导盲犬不能如出租车般带领其使用者到达新的地方，它们也不能辨认交通信号。当主人受到攻击时，导盲犬也不能保护其用者或攻击敌人，因为这些行为都与其性格、工作目的或训练不相符合。

在每天带领其使用者的过程中，导盲犬除了能让视力损伤人士的行动更安全、更迅捷，还能赋予视力损伤人士更独立、更自由、更自信和更有尊严的生活，促使他们主动接触社会，成为他们心灵伴侣。

4. 导盲犬与使用者训练

（1）导盲犬训练：导盲犬训练，原则上应多采用正面鼓励的方法，例如借助食物和表扬，以物质和语言表达对犬只的鼓励，藉此建立它的积极性和信心，让它成为一只乐于工作的导盲犬。正面鼓励是为了力求幼犬训练的成功，避免其犯错。而在高级训练时，如果犬只犯错，导师会以语言和颈圈加以警示，在将其行为修正至预期的水平后，再给予奖励。

成功完成领路训练并合格的导盲犬，会进一步与合资格的导盲犬申请者进行配对。配对程序是保证这只犬的素质（如性格、体型、行走速度等）符合申请人的要求。准确的配对可确保训练的成功并最终构建一个既长远又成功的导盲犬团队。

（2）使用者训练：导盲犬申请人必须履行的责任包括完成为期 3～4 周的全面训练。这是获得导盲犬的基本条件。在香港，大部分小组训练会在申请人的家中进行。

小组训练包括使用指令、动作及姿势发出指令，让申请人练习与导盲犬之间的沟通和配合。训练时所使用的路线应该包括从宁静至非常繁杂的环境，以及公共交通系统、垂直升降电梯和自动扶手电梯。在一般情况下，每天须完成约两条街道路线训练以及相应的服从和社交训练。训练期间，导师还将教导申请人如何对其犬只进行日常照顾以及如何给予犬只必要的福祉。

5. 香港导盲犬服务概况

香港目前有两个机构提供导盲犬服务，包括香港导盲犬协会及香港导盲犬服务中心。两个机构皆已注册为免税慈善团体。有需要的视力损伤人士均可直接其提出导盲犬服务申请。

（1）寄养家庭计划：提供导盲犬服务的机构会寻找合适的寄养家庭协助培育新的导盲犬。该计划由寄养家庭督导员负责，一般在导盲幼犬 8～14 个月阶段采用。寄养家庭计划的目的是，让幼犬适应成为导盲犬后所要面对的环境，如幼犬须习惯与人相处、不理会任何使它分心的事物、习惯乘坐各类公共交通工具等。所有幼犬的训练，都应采用正面鼓励的方法。香港导盲犬协会不定期举办寄养家庭讲座，以讲解寄养家庭的责任与使命并招募合适的寄养家庭。

（2）跟进服务：导盲犬机构为正式使用导盲犬的人士提供终身的支持服务。这包括通过电话或电邮联络导盲犬导师，查询关于与导盲犬配合或生活上的问题；通过家访来确保导盲犬维持应有的安全性及工作能力；必要时的紧急探访等。

（3）导盲犬医疗支持基金：香港导盲犬协会已成立导盲犬医疗支持基金，为其提供服务的每一个导盲犬小组（即一犬和一使用者）每年提供最多不超过 4 000 港元的兽医治疗和药物津贴。

（4）教育与倡导：香港导盲犬协会不时在幼儿园、

中小学和大学举办导盲犬教育讲座，让学生认识导盲犬并接受其成为香港的一分子。还会与不同的机构共同开展员工训练，以让企业、政府部门、商场、酒店等的一线员工及管理层了解导盲犬的习性，优化相关的无障碍导引。而通过与视力损伤人士服务机构建立良好关系，也可以让潜在的使用者获得有用的信息，以考虑是否提出导盲犬使用申请。

（5）导盲犬专才训练：香港导盲犬协会通过公开招募，聘得两名见习导盲犬指导员，在将其保送至英国历史悠久的导盲犬训练学校接受严格的专业训练和考核后，分别于2015年末和2016年初回到香港，进一步接受协会中具有40年经验的培训总监本土化训练。随着香港本地导盲犬训练方式的渐趋成熟，有关人才的培养，将依据发展需要及资源状况，分别采用保送至海外或在本土训练两种方式进行。

6. 公众对导盲犬使用者的态度——"三不一问"

1. "三不"

（1）拒绝导盲犬进出公共场所及搭乘公共交通工具。

（2）不要干扰或触摸工作中的导盲犬。

（3）不要以食物吸引或喂食导盲犬。

2. "一问"

当看到导盲犬使用者犹豫或徘徊时，主动询问是否需要协助。

资料来源：

1. 香港导盲犬协会（www. guidedogs. org. hk）。

2. International Guide Dog Federation（www. igdf. org. uk）

3. 政府统计署。

4. 劳工及福利局。

5. 平等机会委员会。

3.7.4 畅通无阻通道和设施

（1）无障碍环境和通道设计——权利及法例。香港于1995年8月通过了《残疾歧视条例》（以下简称《条例》），当中第25条订明若建筑物在没有不合情理的困难下，未能提供合适的通道让残疾人士进入一些公众人士能够进入的地方，或拒绝为他们提供适当的设施，均属违法。此外，《条例》第84条还为新建筑物或现存建筑物的改建或加建的建筑审批订定了清晰的规定。联合国《残疾人权利公约》（以下简称《公约》）自2008年8月31日起，已于中华人民共和国（包括中国香港和澳门特别行政区）生效。《公约》的第九条清楚地指出，残疾人士应享有自由及无障碍地进出所有建筑物以及使用建筑物内所有设施的权利。

因应《残疾歧视条例》的生效，香港屋宇署于 1997 年推出了《设计手册：残疾人士使用的通道 1984》的修订版本，并于 2008 年把该手册修订为《设计手册：畅通无阻的通道 2008》（以下简称《设计手册 2008》）。《设计手册 2008》详细列出了私人建筑物在新建、改建及加建时所必须遵守及建议遵守的设计规定。当中必须遵守的设计规定亦已正式纳入《建筑物（规划）规例》内，成为《香港法例》的一部分。《设计手册 2008》在要为残疾人士提供什么设施、如何设计这些设施以及这些设施的适用范围等方面，都提供了清晰和严谨的规定，让建筑从业人员能明确地了解到如何设计和建造畅通无阻的通道，以便使残疾人士在所有建筑物内能无障碍地独立行走并获得所需的信息。

虽然香港政府建筑物不受《设计手册 2008》规定的约束，但相关的政府机构及部门在兴建及设计建筑物时，亦得参考手册内的设计规定。此外，不同的政府机构及部门亦以《设计手册 2008》为蓝本，为不同的建筑物及设施制定了相应的规定及指引。例如香港建筑署就制定了《畅道通行：良好作业指引》，为政府建筑物及社区设施的无障碍通道设计提供了清晰的指引和相关的参考资料。香港运输署和香港房屋协会亦因应他们辖下建筑物及设施的不同需要，分别于 2001 年和 2005 年制定了《运输策划及设计手册》和《香港住宅通用设计指南》，为其辖下的工程项目订定了无障碍通道及设施的设计指引和守则。

总而言之，政府的不同部门都以为残疾人士建设无障碍社区作为愿景，在制定政策、法例和守则方面，因应不同建筑物的特性和需要，做出了相应的调整和改进。

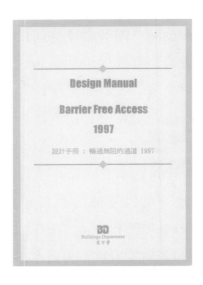

图 3-72 《设计手册：畅通无阻的通道 1997》

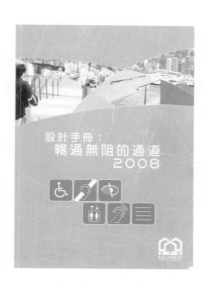

图 3 -73 《设计手册：畅通无阻的通道 2008》

（2）无障碍交通：辅助视力损伤人士的设施。香港运输署 2004 年 7 月 3 日正式向公众展示了"无障碍运输"标志，用以宣传为残疾人士及长者提供无障碍公共交通服务。以下是辅助视力损伤人士的设施。

● 在公共运输交汇处及火车站提供附有摸读图案、点字、具良好对比度及发声指示的平面图，协助视力损伤人士了解周围的环境及到达不同设施的路线指引。

● 在公共运输交汇处及火车站提供具良好对比度的指示标志，让低视能人士知悉各主要设施及出入口的方向及位置。

- 在公共通道上铺设具良好对比度的引道径，引领视力损伤人士到达不同的设施，如上下客区、车站出入口、车站内的售票机及入闸机、车站月台等。
- 在楼梯、扶手电梯及过路处铺设具良好对比度的警告砖。
- 在楼梯扶手上安装点字指示牌，为视力损伤人士提供所需信息，如月台方向、出入口方向等。
- 在交通灯处安装发声装置及震重组件，为视力损伤人士及视听力损伤人士提示行人灯号状态信息。
- 在扶手电梯上安装发声装置，为视力损伤人士提示扶手电梯的上下方向。
- 在火车站内提供附有点字及发声指示的售票机及充值机。
- 在火车站内的出入闸机上安装发声装置，为视力损伤人士读出车资金额及八达通余额。
- 在车站及公共交通工具上提供点字及具良好对比度的指示标志，如车牌号码、行车路线及查询电话等。
- 在公共交通工具上提供发声报站系统。

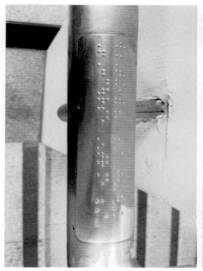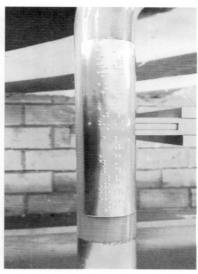

图 3 –74　点字牌

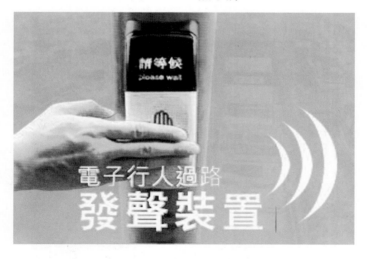

图 3 –75　电子行人过路发声装置（1）

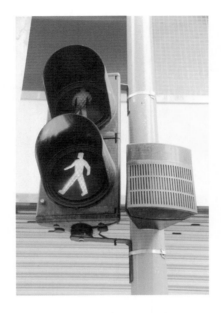

图 3 –76　电子行人过路发声装置（2）

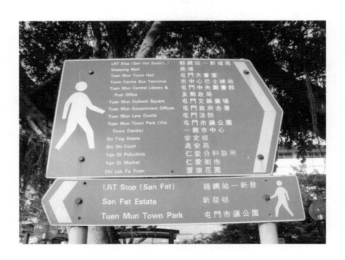

图 3 –77　高对比度标志（1）

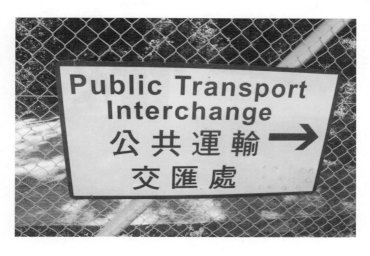

图 3 –78　高对比度标志（2）

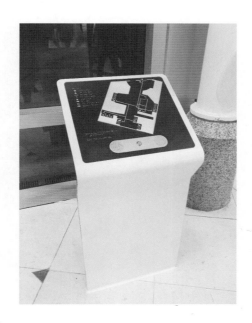

图 3 –79　摸读地图（1）

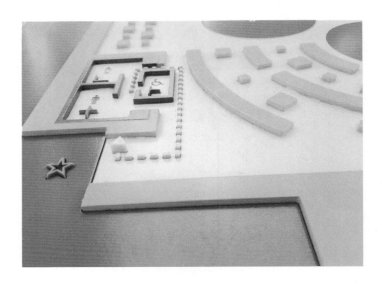

图 3 - 80　摸读地图（2）

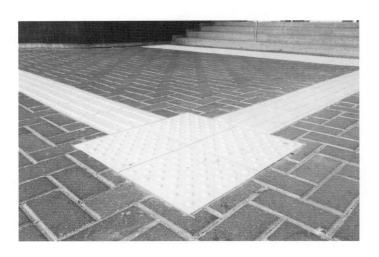

图 3 - 81　引道径

（3）无障碍信息。无障碍网页能让所有人从网络上获得所传递的信息，包括残疾人士，这不但提高了互联网的普用性，而且有助于建立一个关怀共融的社会。为了让网页制作者及使用者能对网页有明确和一致的认定准则，万维网联盟（W3C）订立了一套国际标准，以供全世界的网页制作者参考，标准定义分三个级别：A（最低）、AA 和 AAA 级（最高），并于 2012 年 3 月发出最新的版本《无障碍网页内容指引 2.0》（WCAG 2.0）（以下简称《指引》）AA 级别的标准，修订了有关无障碍网页的制作要求。

虽然该指引看似复杂，但其实内容十分清晰、容易理解、易于采用并遵守。《指引》由四项原则组成，分别为感知（Perceivable）、操作（Operable）、理解（Understandable）及稳健（Robust），包含了 12 项指引、61 项成功准则及多种技术和技巧。

总而言之，制作无障碍网页有以下几个简单要点：

● 网页能纯以键盘操作——由于视力损伤人士不能使用鼠标，故网页须纯以键盘操作，让他们能使用网站内的所有功能。

● 网页中的所有元素，例如图片、表格、表单、影片等，需附加注解说明；图像或动画有恰当且清晰的文字标记，让视力损伤人士能理解当中内容。例如在填写表单时，视力损伤人士没法使用以图片方式显示的验证码（CAPTCHA）。

● 文字及文字影像的色彩对比值至少有4.5：1——让视力损伤人士易于浏览网站上的内容，并使用网站内的所有功能。

● 避免持续播放背景音乐，并且提供操控键以调节音量。如持续播放背景音乐，会妨碍视力损伤人士聆听读屏软件的语音报读，使网站难于操作。

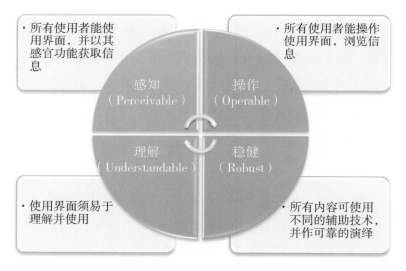

资料来源：http://www.w3.org/TR/UNDERSTANDING - WCAG20/intro.html#introduction - fourprincs - head.

图3-82 《无障碍网页内容指引2.0》规定的四项原则

136

有关无障碍网页制作的内容，详情可参阅：万维网联盟·无障碍网页内容指引 2.0 版（只提供英文版）（网址：http://www.w3.org/TR/WCAG20/）；如何符合 WCAG 2.0 的准则（网址：http://www.w3.org/WAI/WCAG20/quickref/）；了解 WCAG 2.0（网址：http://www.w3.org/TR/UNDERSTANDING – WCAG20/）；香港政府资讯科技总监办公室. 无障碍网页资讯（网址：http://www.ogcio.gov.hk/tc/community/web_ accessibility/）

（4）沟通无障碍——与视力损伤人士沟通的方法：

● 点字。点字并非国际互通语言，其有中、英、德、法等不同语言的区别，中国大陆与中国台湾及香港地区亦不同。虽然大家都使用一格六点的组合，但所表达的意思却不同。中文点字是用拼音来表达的，每个汉字基本上由声母、韵母和声调三个符码所组成。

● 电子数码录音书籍。香港盲人辅导会讯息无障碍中心利用智能装置来使用电子数字系统，以便让视力损伤人士可以借助电脑及电话热线收听录音书、电子书、杂志、每日报章及其他信息。

● 口述影像。口述影像是一种专为视力损伤人士而设计的口语传播技巧，主要功能是通过口语描述，把视觉媒介里的影像转换成听觉信息，目的是借助声音旁述，让视力损伤人士有机会重新接触到视觉资讯。

3.8 基金支援

1. 简介

香港展能精英运动员基金、赛马会艺力显光华、盲人体育会及香港展能艺术会均为视力损伤人士康体及文艺活动提供基金支持。

2. 香港展能精英运动员基金

香港政府在 2001 年拨款 5000 万元成立香港展能精英运动员基金，并于 2013—2014 年向基金注资 2 亿元。基金由社会福利署管辖并由一个管理委员会负责管理。其成员主要是来自体育界及康复服务界的非公职人士，由委员会下设的拨款小组委员会提供协助。设立基金的目的，是在残疾运动事业各阶段向残疾人运动员提供资助，鼓励残疾人士在体育方面有所发展，并支持他们在国际赛事中取得卓越成绩。

基金为以下几类计划提供拨款，以便为残疾运动员在运动事业的各阶段及其退役后提供支持：

- 发展重点体育项目——基金管理委员会每年有不同的拨款额，用于发展各项残疾人士重点体育项目。

- 残疾运动员生活津贴——资助残疾运动员在这一期间投入训练，迎战各项国际赛事。

- 退役残疾运动员就业促进资助金——拨款小组委员会拨款为退役残疾运动员提供就业促进资助金，以资助其公开就业。

（资料来源：社会福利署网页；香港社会服务联会网页）

3. 社会福利署个人电脑中央基金

"个人电脑中央基金"资助符合资格的残疾人士购置所需的电脑设备，并通过香港康复服务机构或劳工处展能就业科提供辅助和跟进服务，协助残疾人士在家中自设业务或在家中接受辅助就业服务。

申请人必须符合下列条件：

- 正接受康复服务机构或劳工处展能就业科所提供的服务并须由前述单位推荐。

- 公开就业有困难。

- 提供可行的业务计划，而该计划是必须使用电脑设备的。

- 有经济困难，无法购置业务所需的电脑设备。

● 有能力操作电脑以实施其业务计划。

● 推荐申请人的康复服务机构或劳工处同意在申请人获资助购买电脑设备后提供跟进服务。

（资料来源：社会福利署网页；香港社会服务联会网页）

4. 赛马会视障人士资讯科技计划

为鼓励视力损伤人士使用个人电脑接收不同类型的信息，接触数字化世界，以满足其学习或工作需要，在香港赛马会慈善信托基金的赞助下，社会福利署推出了"赛马会视障人士资讯科技计划"，目的是提升残疾人士使用信息科技的机会，促进社会共融。

（1）目标：这个计划旨在资助为视力损伤人士提供服务及培训或教育的非政府机构、非牟利机构及大专院校购买中文读屏设备和点字显示器，以方便视力损伤人士浏览互联网上的信息，并资助在学习或工作上必须使用高性能信息科技但在经济上真有困难的视力损伤人士购置这些器材。

（2）资助设备：

● 高效能的中文读屏设备，例如中文版 JAWS、"声点"或其他具有相同功能的设备。

● 点字显示器，例如 Focus 40、PAC Mate 或其他具有相同功能的器材。

（3）受惠对象：

● 主要为视力损伤人士提供社会或教育服务的非政府机构、非牟利机构及大专院校。

● 符合资格的视力损伤人士。

（4）申请资格：

● 设有安装中文读屏设备或点字显示器这两类辅助设备上述社会或教育服务机构。

● 视力损伤人士必须将上述辅助器材用于学习或就业，但学校或雇主却不能提供该设备，而其本人亦确因有经济困难而不能购买有关设备。此外，该视力损伤人士须要得到指定机构的提名及符合香港社会福利署订立的其他条件。

（5）资助数额：

● 成功申请的机构可获资助添置中文读屏设备（上限为每件港币 9 800 元）及/或点字显示器（上限为每件港币 36 000 元）及/或辅助仪器（上限为港币 66 300 元）。

● 成功申请的个人可获资助如表 3 – 8 所示。

表 3-8 "实验视障人士资讯科技计划" 资助个人项目标准

电脑设备	中文读屏设备	点字显示器	辅助仪器/便携式仪器
资助限额	不多于 9 800 港元	90% 的零售价或不多于 32 400 港元 *	不多于 49 600 港元

备注：＊资助额以较少者为准。

（6）申请方法

● 香港社会福利署约每半年通过报章、社会福利署网页向机构发出函件一次，邀请符合资格的机构及视力损伤人士提交申请。

● 申请机构及个人须以特定表格提出申请。

● 一般而言，申请者可于申请截止后的两个月内获知结果。

（资料来源：社会福利署网页；香港社会服务联会网页）

第四章

康复社会工作实务

**训练案例（1）：
社区视听力损伤人士**

4.1.1　个案情况简介

- 年龄：37 岁。
- 性别：男。
- 智能：正常。
- 视力：低视力、管状视野。
- 听力：严重失聪。
- 身体机能：良好。
- 沟通能力：说话能力有限，发音不清，可用手语和文字沟通。
- 行为表现：听从教导，用心学习。
- 训练时间：11 个月。

4.1.2　学习计划——定向行走训练

1. 已有能力评估

学员因视力持续衰退，视野渐渐收窄，外出行走时，容易发生碰撞或跌倒，特别是遇到矮小的障碍物、马路级边、石垒和下梯阶等时。此外，亦常与身旁的路人发生碰撞，尤其是小朋友，因易把他们碰倒在地而常引致不必要的误会，被人责骂，别人不知他看不见，而他亦难以解释。

2. 学习目标

学习使用手杖的技巧，配合运用剩余视力，充分发展其他感官功能，以便能有效地及安全地独立行走。

3. 教材及教具

（1）《定向行走训练手册》。

（2）48 英吋折杖。

（3）协助卡。

（4）巴士路线牌。

（5）凸面地图。

4. 教学内容/活动

（1）第一阶段（3 个月）：

● 评估需要，制订个人训练计划。

● 此阶段主要为基本技巧训练，大部分时间于室内练习。

● 训练内容包括定向行走训练简介、领路法（跟随健视人士行走的方法）、保护法（室内行走自我保护的方法）、沿物件行走的方法、室内环境的认识、使用升降机、方向概念、斜杖法（使用手杖在室内行走的方法）及使用手杖上下楼梯等。

（2）第二阶段（4 个月）：学习外出行走的技巧——初期仍会在室内进行练习，待掌握有关技巧后，便循序渐进地到街上练习，由简单宽阔的人行道逐渐至人多复杂的人行道，由单一人行道逐渐至数段人行道，然后学习横过马路的技巧。

（3）第三阶段（4 个月）：训练行走不同的路线和横过不同类型的马路——学习用正确的方法接纳或拒绝协助；学习在需要时主动寻求协助及与路人的沟通方法；学习搭乘公共交通工具的技巧，主要是乘搭巴士和地铁的技巧。

5. 评估方法

社工每月提交进度报告，内容包括训练范围、学习能力及进度、学习态度、学习时遇到的问题，并就学员的整体表现提出建议或意见，然后厘定下一个月的学习内容。此外，通过定期会议检讨学员的学习情况，包括一个月的试训期检讨和日后每阶段（约 3 个月）的进度检讨等。遇上特别的学习障碍时，工作员应召开特别个案会议，了解和跟进有关情况。

4.1.3　总结表现

学员有良好的学习动机，上课时用心学习，加上理解和领悟能力强，学习进度理想。学员性格开朗，与导师关系良好，乐意与同学交往，他还教导同学用简单手语和书写大字体与低视能同学沟通，与全失明同学则尝试用触感手语交谈。

学会了手杖的使用，能适当配合运用剩余视力和发展其他感官，帮助他提升自身的安全和免除别人对他的误解。手杖协助他探索剩余视力注意不到的障碍物和下台阶的地方，同时亦让别人知道了他视力有损伤，并可做出相应的协助或提点。定向行走训练使他更具信心、更安全及更有效率地独立行走并重投社会。

4.1.4　训练心得

训练初期，施教者须了解学员的健康状况、视力与听力的需要、能力、日常生活及行走时遇到的困难等，以便针对问题要点加以协助。除运用辅助教材协助其提升沟通和认知能力外，沟通模式和训练方法，亦应相应调校以切合学员的需要。本案例中首要解决的是沟通上的障碍，即使用手语或书写大字体文字。因学员视野狭窄，所以要注意手语的动作和范围不宜太大，且应注意环境的光线、光源，而且背景要足够清晰。用文字沟通时，书写字体的大小、笔画的粗细和颜色的对比都应该予以考虑。此外，训练发展其他感官，如触觉、嗅觉、空间感觉和皮肤感觉等也非常重要，因为这有助于加强其对环境的判断和感知。

（原文载：香港盲人辅导会. 沟通无障碍——视听障人士训练. 2010：22 – 23）

 ## 训练案例（2）：视听力损伤兼多重弱能人士

4.2.1　个案情况简介

- 年龄：9 岁。
- 性别：男。
- 智能：严重智力残疾。
- 视力：严重弱视，中枢视神经性视力损伤（CVI）。

● 听力：中度弱听。

● 身体机能：肌肉张力高，少有自主运用上肢，常有抽搐，需坐轮椅。

● 沟通能力：沟通意感低，未有清晰及稳定的沟通模式。

4.2.2　学习计划——沟通及回应

1. 低视能训练

（1）视觉专注前面或左方物件 3 秒。

（2）追视能力。

（3）手眼协调训练。

2. 感知机能

（1）感觉统合训练以提升其基本的感知度。

（2）维持四肢筋腱伸展性及柔韧度。

3. 生活技能

（1）口肌减敏训练。

（2）咀嚼训练。

4. 定向行走训练

学员的智能与身体机能暂未适合接受定向行走训练。

5. 沟通技能训练

（1）已有能力：

● 在多番诱导下，偶能以张口或微笑回应轮次。

● 在环境及触体（Tactile Cues）提示下，时常能依从常用的指令，例如张口、抬头。

（2）学习目标：

● 表达能力，提升沟通意感（回应外界刺激），并以微笑、张口、发声或按动沟通器，表达所需要的物件及提升轮次技巧（表达一致性及稳定性）。

● 沟通器使用，提高以沟通器作表达的意识及运用。

6. 学习时间

两年。

7. 教材及教具

（1）不同感官刺激的玩具，例如发声、发光或震动的玩具。

（2）单键式沟通器（如：Big Mack）及接驳沟通器的轻触键（Plate Switch）。

8. 学习内容／活动

（1）施教者先展示玩具，选取学员感兴趣及喜爱的玩具，并协助学员定睛看及用手触摸玩具。

（2）与学员玩一次玩具。

（3）询问学员"还玩不玩啊?"。

（4）给予学员足够的时间回应。

（5）若学员自行表达，施教者可对学员作即时的回馈"是吗？还要玩啊？"并与学员玩玩具。

（6）若学员不能表达，则施教者可以触体（Tactile Cues）提示学员做出回应；若学员仍未有回应，施教者可触手协助学员按触单键式沟通器或轻触学员嘴角，并回应学员"是吗？还要玩啊？"并与学员一同玩耍。

9. 评估指标

（1）学员能自行以微笑、张口、发声或按动沟通器表达所需要的物件或要求轮次达90%。

（2）学员能自行运用沟通器表达需要或做回应达90%。

4.2.3　总结表现

（1）学员整体的沟通意感有明显的提升。

（2）学员常能自行以微笑、张口、发声或按动轻触单键式沟通器表达所需要的物件或要求轮次约70%，表现渐见稳定，且其反应的速度亦较从前快。

（3）学员在个别课时常能自行按动轻触单键式沟通器作示意表达需要约60%。此技巧亦逐步类化并应用至课堂中，以改善其课堂的参与度，唯在课堂的表现仍欠稳定。

4.2.4　训练心得

1. "慢"

对于多重弱能的学员，因他们的能量较低（energy level），专注事物的时间亦较短，故一切活动及说话均宜慢，以免太过刺激，致学员变得"封闭"（shut down）。若学员可专注事物的能量太低（有可能只是数分钟），施教者可暂停活动让学员稍作休息并待能量复原后继续活动。

2. 团队合作

多重弱能学员的能力及表现有可能受其他障碍影响，他们多接受各种治疗或训练，不同的施教者均会对学员的表现有不同的建议或教学方法。加强团队合作，能让各施教者更能掌握学员各方面的能力与表现，教学时可稍作调适。

3. 顺应喜好

要提高多重弱能学员的沟通意感，训练初期可选择学员最感兴趣或最佳反应的活动，避免勉强学员参与不感兴趣的活动。

（原文载：香港盲人辅导会. 沟通无障碍——视听障人士训练. 2010：26 – 27）

4.3 评估视力损伤之 失智症患者的方法

根据香港盲人辅导会各团队之临床服务经验及观察，综合在评估、个人照顾及普遍功能方面视力损伤与非视力损伤失智症患者的不同之处如表4-1所示。

表4-1 视力损伤与非视力损伤失智症患者的差别

考虑因素	视力损伤的失智症患者	非视力损伤的失智症患者
适用的评估工具	一般评估患上失智症的工具皆需倚赖及配合视觉提示方可进行。而在适用于视力损伤患者方面，可选择的工具种类也不多。工作人员不可全倚赖检测结果做判断，必须考虑视觉缺失及剩余视力对长者整体功能上的影响	常广泛应用于失智症长者之评估工具有： ■ 简短智能测验（MMSE） ■ 检测及认知工具有： ● 画钟测试（Clock Drawing Test） ● 认知功能测评量表（Loewenstein Occupational Therapy Cognitive Assessment，LOTCA） ● 行为记忆检测量表（Rivermead Behavioral Memory Test，RBMT） ■ 日常生活评估工具有运动和过程技能测评（Assessment of Motor Process Skills，AMPS）

续上表

考虑因素	视力损伤的失智症患者	非视力损伤的失智症患者
沟通	因视力缺损，视力损伤失智症长者比非视力损伤失智症长者对人较缺乏信心，除了具体清晰简短的对答之外，更须多给予关怀及爱心，建立其信任和安全感	在视觉的帮助下，可有助与人沟通
环境布置	顾及长者视觉上的缺损，环境布置及物件摆设以规律化、固定化及附有对比颜色为原则，以避免导向和适应上的困难	可利用改变环境布置及物件摆设，提高长者感官上的刺激及输入，提升其活动动机
社交方面	在失智及视力损伤的双重影响下，长者大多缺乏自主性社交活动。常呆坐于自己床上及个人房间中，需同工协助及陪同方可进行一般社交活动	自主社交活动仍可维持
视觉空间导向能力	因长者视觉上的缺损，一些需要大量视觉空间导向能力的活动，例如绘画、书写等难以实行	简单绘画、书写艺术可在别人协助下进行

续上表

考虑因素	视力损伤的失智症患者	非视力损伤的失智症患者
精神行为感官缺乏症状	大部分视力损伤失智症长者剩余视力皆不足以分辨光线光暗。因此，长者不安、焦虑情绪及精神行为问题会不时出现，不分日夜	许多长者的不安、焦虑等精神行为大多在黄昏及晚上出现
平衡力	视力损伤长者的平衡力比非视力损伤长者为差，亦更容易因碰撞到障碍物而失去平衡跌倒	因可利用视力协助平衡，非视力损伤长者的平衡力一般皆较好
运动	因不能看见示范动作，故需较多身体指示及口头提示。一般运动动机或兴趣较低	可看见示范，故较易掌握动作。一般运动动机或兴趣较高

附录一

个案分享——跨专业综合照顾服务模式

以下是香港盲人辅导会处理视力损伤失智症长者个案时的经验,当中或有未完善之处,但盼借此让大家了解本会如何发挥跨专业服务来照顾视力损伤失智症长者的。

1. 个案背景简介(如下表所示)

个案背景	身体状况
■ 邝婆婆	■ 步行能力衰退
■ 女性,75 岁,文盲	■ 自我进食能力衰退
■ 入住本院 2 年多	■ 短期记忆力衰退,经常心急如焚地询问职员,丈夫为何多日没来探望自己
■ 患中期失智症	
■ 双眼因受糖尿病影响而严重衰退,只可看到一呎范围内的影像	**精神状况**
	■ 抑郁情绪,经常闷闷不乐
■ 与丈夫关系良好,丈夫定期到访	**行为表征**
	■ 缺乏动力,无兴趣参与小组活动

2. 跨专业团队服务介入

以失智症治疗队为主导角色，协调其他团队跟进案主的需要，监察服务成效（详见下表）。

专业团队	评估工作	服务介入
失智症治疗队职业治疗师	**认知能力** ■ 智力状况检测值 15/28 分 ■ 短期记忆力衰退 ■ 导向能力欠佳，如日期、时间、地点 ■ 表达能力衰退，理解力及判断力下降 ■ 能分辨体形较大的物件 ■ 能看到少量颜色：红、黑 ■ 能跟从一般简单易懂的指示 **环境导向** ■ 床与厕所之距离甚远，能力不足应付 **自我进食方面** ■ 手部肌肉活动能力衰退，用汤匙姿势不正确 ■ 每餐自我进食时间需要45分钟	**1. 对案主** **认知能力** ■ 定期评估案主的认知能力 ■ 利用实物、大图片、强烈对比色辅助，加强日期及环境导向 ■ 为案主购买盲人钟，提升导向能力 **环境导向** ■ 教导案主多使用扶手去厕所，加强往返厕所及饭堂之导向训练，安排其于晚间使用床边便车 **自我进食方面** ■ 安排合适的桌面运动，改善案主用汤匙姿势 **2. 对职员或案主的亲友** ■ 通过训练提升职员及案主的亲友对失智症的认识及服务技巧 ■ 训练正确的进食技巧，留意案主每餐进食情况

续上表

专业团队	评估工作	服务介入
失智症治疗队社工	**心理需要** ■ 因短期记忆衰退，常以为丈夫多个月没来探望她，因此闷闷不乐 ■ 日常生活较沉闷、被动 **心理及社交方面** ■ 因受抑郁情绪影响，很少与房友倾谈	**心理需要** ■ 教导案主的丈夫如何与其沟通，增进案主的安全感 ■ 按案主的兴趣、能力及需要，安排合适的活动，如缅怀小组、桌面运动、音乐小组等，以纾缓案主的抑郁情绪，利用实物及听觉刺激为主的活动，改善其手部肌肉活动能力 **心理及社交方面** ■ 鼓励及安排案主多参与院舍举办的活动，减少日间的纳闷感 ■ 与其他专业的同工，一同厘定及统筹个人照顾计划（ICP）
社工队	■ 了解案主日常需要 ■ 了解案主的不安及苦闷情绪	■ 安排购物服务 ■ 提供辅导服务 ■ 鼓励亲友探访 ■ 安排义工探访 ■ 鼓励参与院舍活动等

续上表

专业团队	评估工作	服务介入
护理团队	**健康状况** ■ 患有失智症、糖尿病及高血压 ■ 双眼因受糖尿病影响而严重衰退，只可看到一呎范围内的影像 ■ 听力下降，需要大声才能听到 ■ 沟通能力衰退 ■ 有抑郁倾向，间或拒绝服药 **日常生活（起居照顾员）** ■ 协助照顾长者 ■ 协助观察长者的情况 ■ 按长者的需要做记录	■ 观察长者的失智症、糖尿病、高血压及抑郁情况 ■ 定期复诊眼科、老人精神科、老人科（糖尿病及高血压），跟进其健康状况 ■ 安排并检查其服药的情况 ■ 安排长者做听力测试，安装助听器 ■ 为长者安排低糖正餐、检查长者自我进食情况 ■ 安排起居照顾员提供适切的起居照顾 **日常生活（起居照顾员）** ■ 执行照顾计划，观察长者的情况及反应，如留意跌倒风险、卫生情况等 ■ 多与长者沟通，增强信任关系 ■ 协助整理长者的个人物品 ■ 执行 24 小时导向

续上表

专业团队	评估工作	服务介入
物理 治疗队	**自理能力** ■ 巴氏量表指数 （Barthel Index）[1.]： 15/20 ■ 衰老程度量表分值 （Elderly Mobility Scale）[2.]：14/20 ■ 自理能力衰退，大 部分需要协助，如 沐浴、穿衣等 ■ 步行能力衰退 ■ 手部肌肉活动能力 衰退	■ 定期评估案主的体能及 能力 ■ 安排适合的运动 ■ 安排购买合适的轮椅 ■ 指导起居照顾员留意案 主步行能力及护送需要

备注：1. Mahoney FI, Barthel D. "Functional evaluation：the Barthel Index." Maryland State Med Journal 1965；14：56－61.

2. Smith（1994）；Proser L et al.（1997）Further validation of EMS for measurement of mobility of hospitalised elderly people Clinical Rehabilitation 11，4，338－343.

3. 治疗成效

通过个案会议及交流会等，各团队分享并检讨个人照顾计划推行的成效及进度（见下表）。

项目	成 效
自理能力	随着适合的物理治疗运动的增多，且为案主购买了合适的轮椅，照顾者表示邝婆婆现在出入饭堂、上厕所方便多了
自我进食	随着适合的物理治疗运动及桌面运动的增多，照顾者表示邝婆婆进食时在用汤匙姿势方面有明显的改善，现在每餐只需要用35分钟便可完成自我进食
心理及社交	随着缅怀小组、桌面运动、音乐小组及院舍活动的增多，邝婆婆与职员、小组义工们渐渐建立了信任关系，而邝婆婆的抑郁情绪亦有改善，主动与职员和组员打招呼及倾谈情况增多了
训练及支援	提供辅导服务及照顾者之在职培训后，职员及家人加强了照顾患有失智症长者的技巧，降低了他们在照顾案主时遇到的压力，家人与案主的关系亦改善了

4. 总结

　　跨专业综合照顾服务模式对失智症案主而言是非常重要的。只有通过各专业同工的评估及介入，才能适切地设计一个最适合案主的个人照顾计划，使案主能够善用剩余能力，过一个愉快而有尊严的晚年。

附录二
缅怀治疗小组活动

一、活动内容

活动名称：缅怀治疗　　小组名称：齐齐想当年　　小组人数：5

输入	活动	产出	成效
人力资源	服务	内容	个人收效
社工	小组集会进行缅怀活动	提供每节1小时，共10节的活动	组员（服务对象）的长期记忆能力均有所提升
活动助理义工引导物——怀旧物品，如怀旧音乐、花露水、渔夫帽、麻将、结婚用品、婴儿玩具	1. 让组员回顾及分享其人生的5个重要阶段 2. 让组员触摸10种以上不同的怀旧物品并尝试说出其名称	5名组员（服务对象）可受惠，共45人次	组员（服务对象）的语言表达能力得以提升

二、小组活动评估

小组目的	评估范围	指标
维持及强化组员（服务对象）的长期记忆能力	组员（服务对象）的长期记忆能力	评估表（活动前后）、工作员观察及组员（服务对象）意见等
提升组员（服务对象）的语言表达能力	组员（服务对象）的语言表达能力	

1. 目标达成情况

目标	占目标比重分数（总分100分）(T)	评估工具，请列明如问卷、评分表、评估工具、其他	评估者	评估指标	评估方法	评估结果	指标达成率（%，达成指标人数/总人数 x100%）(P)	目标达成比重分数（T×P)
维持及强化组员（服务对象）的长期记忆能力	60	评分表	社工	组员于小组前后相差数以1分或以上的进步为达标	以组员于小组前及小组后的分数表现做比较	共有4位组员达标	80%	48
提升组员（服务对象）的语言表达能力	40	评分表	社工	组员于小组前后相差数以1分或以上的进步为达标	以组员于小组前及小组后的分数表现做比较	共有3位组员达标	60%	24
目标总分	100							72（A）

2. 出席率情况

（0%～40%）得 0 分；（41%～70%）得 5 分；71% 或以上得 10 分

节数	1	2	3	4	5	6	7	8	9	10
%	100	100	100	100	100	100	80	80	80	80

平均出席率 = 90%，成效评估分数 = 10 分（B）

3. 成效评估总得分 = A + B = 82 分。

4. 成效评估结果：☑ 达至目标（总分达 40 分或以上）　□ 未能达至目标（总分达 40 分以下）。

参加者回应： 大部分长者均对此小组感到非常新鲜及欣赏，唯较活跃的长者会感到较闷。

义工之意见： 是次参与协助的义工均觉得此类活动有意义，其能与长者建立较深的关系，他们表示还会再来协助。

工作员之意见： 建议继续举办此类小组，多安排义工协助，福利工作员亦可尝试自行举行此类小组予初期的失智症长者，使更多长者受惠且增加与人沟通的机会。

督导上司之建议：

备注：（1）服务对象方面，可邀请失智症程度接近的长者参加此小组。

（2）量度方式亦可量度小组以外的行为表

现，如组员自我口头报告等。

（3）每项记录表可多设计些项目及程度等级，让差距更易显现。

（4）对失智症小组的成效不能期望太高，如成效达 40 分或能维持平稳分数亦可算是达标。

附录三
缅怀治疗小组
组员表现分析表

活动名称：缅怀治疗　小组名称：齐齐想当年

组员姓名	评估时间	长期记忆能力	语言表达能力	备注
	小组前一星期			
	小组第三堂			
	小组第五堂			
	小组第七堂			
	小组后一星期			
	整体分析			

组员表现分析评分准则

1. 长期记忆能力：

● 　0 = 不能记起往事。

● 　1 = 只能记起一些零碎的往事。

● 　2 = 在刺激下能记起往事。

● 　3 = 在不需要任何刺激下能记起往事。

2. 语言表达能力：

● 0 = 完全不能表达。

● 1 = 只能表达单字/零散字词。

● 2 = 在提示下能表达完整句子。

● 3 = 不需要任何提示也能表达完整句子。

3. 整体分析：

● ＋（ ） = 进步了多少分。

● － （ ） = 退步了多少分。

● ＿＿ = 没有改变。

附录四
缅怀治疗小组观察表

姓名：_____　性别/年龄：__ /__　衰退程度：_____

开心程度记录

项目　＼　日期	3/11	10/11	17/11	24/11	1/12	8/12	15/12	22/12
1. 享受小组程度 0 = 没有迹象显示享受 1 = 间歇表现出开心 2 = 能享受大部分小组时间 3 = 完全享受小组所有时间	1	2	1	1	1	1	1	2
2. 情绪 0 = 抑郁 1 = 波动 2 = 开心 3 = 兴奋	1	1	0	1	1	1	1	2
3. 面部表情 0 = 不安/愁容 1 = 面无表情 2 = 合宜反应 3 = 笑容	1	1	1	1	2	1	0	2
总分	3	4	2	3	4	3	2	6

第一节分数 ⓪ ③，最后一节分数 ⓪ ⑥，前后相差分数 ⓪ ③。

姓名：_____ 性别/年龄：__ /__ 衰退程度：_____

社交情况记录

项目 \ 日期							
1. 交谈次数 0 = 没有 1 = 很少 2 = 平均 3 = 主导							
2. 愿意出席程度 0 = 拒绝出席 1 = 需要游说 2 = 需要提醒 3 = 出席小组而不需任何催促							
3. 参与程度 0 = 完全不作任何回应 1 = 不合作/少许参与 2 = 在引导下能积极参与 3 = 在不需要引导下也能积极参与							
总分							

第一节分数□□，最后一节分数□□，前后相差分数□□。

＊此观察表只列出三项指标供读者参考。

姓名：_____ 性别/年龄：__/__ 衰退程度：_____

现实导向记录

0 = 丧失导向，1 = 需大量口头提示，2 = 需少许口头提示，3 = 不需口头指示。

项目 ＼ 日期	3/11	10/11	17/11	24/11	1/12	8/12	15/12	22/12
对时间	1	0	0	1	0	1	0	1
对自己	0	0	1	1	1	1	1	1
对工作员	0	1	0	0	0	0	1	1
对组员	1	0	1	0	0	0	0	1
对日期	1	1	0	1	0	1	0	1
对地点	0	0	1	1	1	1	1	1
总分：	3	2	3	4	2	4	3	6

第一节分数 0 3，最后一节分数 0 6，前后相差分数 0 3。

＊此观察表只列出数项指标供读者参考。

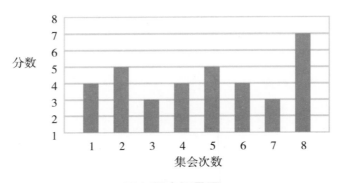

开心程度记录图

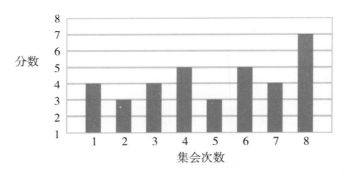

现实导向记录图

（节录自香港盲人辅导会。视障失智症长者服务手
册（2007 年版），版权归香港盲人辅导会所有）

参考文献

［1］ Dolgoff, Ralph and Feldstein, Donald. Understanding
Social Welfare (2nd Ed)［M］. New York：Longman,
1984.

［2］ Fryer, George. Work for the blind in China：1931 –
1941［M］. Outlook for the Blind and the Teachers
Forum 36：3. United States：American Foundation for
the Blind, 1942.

［3］ Kimbrough, Louise. Those who help themselves［J］.
Dialogue, 87th Quarterly Edition, 1983.

［4］ Koestler, Francis A. The Unseen Minority：A Social
History of Blindness in United States［M］. New
York：David Mckee Company, 1976.

［5］ Matson, Floyd. Walking Along and Marching Together：
A History of the Organized Blind Movement in the U-

nited States，1940 – 1990 ［M］. United States：National Federation of the Blind，1990.

［6］ 港英政府. 康复政策及服务白皮书——平等齐参与，展能创新天 ［R］. 香港：政府印务局，1995.

［7］ 香港失明人协进会. 亡目无碍 ［M］. 香港：圆桌精英出版社，2015.

［8］ 香港特区政府残疾歧视条例 ［EB/OL］. http://www. eoc. org. hk/eoc/graphicsfolder/showcontent. aspx? content = ordinance_ ddo.

［9］ 联合国. 残疾人权利公约 ［EB/OL］. http://www. lwb. gov. hk/UNCRPD/Publications/22072008_ c. pdf.

［10］ 香港屋宇署. 设计手册：畅通无阻的通道 2008 ［EB/OL］. http://www. bd. gov. hk/chineseT/documents/code/c_ bfa2008. htm.

［11］ 香港建筑署. 畅道通行：良好作业指引 ［EB/OL］. http://archsd. gov. hk/archsd/html/ua – chinese/index. html.

［12］ 香港建筑署. 香港住宅通用设计指南 ［EB/OL］. http://hkhs. com/chi/info/udg. asp.

编后语

李永伟　社会服务发展研究中心总干事

　　社会服务发展研究中心（简称"社研"）作为中国内地与中国香港特别行政区两地社工经验交流和传承的重要平台，一直不遗余力地推动香港特别行政区和中国内地社会福利及社会工作的发展。在"社研"的统筹下，6家香港社会服务机构给予了大力支持，并积极参与献计献策，他们无私地将康复领域的实务经验撰写出来，与内地的社会服务机构分享。

　　"康复社会工作实务系列"丛书堪称集各家之所长，是康复工作经验的心血结晶，其最显著的特色是，强调社工在康复工作中的角色和定位。通过专题分享和介绍6大康复服务工作领域，让内地社工及当地社福机构能一窥康复服务在香港发展的硕果，也借此促进内地康复服务本土化的发展，并使两地交换彼此的心得经验，以扩阔视野和理念。

　　内地康复服务近年在各方面都有高速发展，内地和香港面对的同样挑战是康复专业人士——从社工到各类治疗师的培训。为推动及加强内地前线经验较浅的员工培训，我们期望通过该手册中集结的宝贵经验，与全国其他省市的社工人士及社会服务机构分享，让他们逐步了解社会工作实务的方向，清晰开展服务的目标，并在理论和实践层面都得到指引，从而丰富基础知识和提升实践能力。最重要的是，让其明白在进行服务设计及开展工作的过程中，为什么这么做、何时做及如何做这三个关键性的问题。

　　随着服务推进和经验积累，我热切期望有越来越多的香港机构和同工，加入经验汇编的行列，以促使内地社工队伍不断成长壮大，同时也让社工实务经验可以薪火相传。这套实务手册是康复服务经验集结的首次尝试，当中或有错漏抑或有待完善之处，我们愿意聆听各类反馈意见，继续丰富和汇编相关经验，面向全国的社福机构继续推广，以满足内地社会服务发展的需要。

社会服务发展研究中心简介

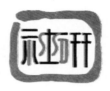

一、"社研"背景

社会服务发展研究中心（下称"社研"）是香港注册非牟利服务机构，"社研"是由一群从事社会福利服务工作的社会工作者及主管发起，并在1998年成立。秉持"以人为本"的信念，"社研"一直致力于促进香港和内地社会福利及社会工作的发展。"社研"自2007年开始在深圳启动"先行先试"的社工专业督导计划，现时曾接受"社研"香港督导及顾问培训的学员遍布全国。2011年"社研青年议会"成立，以"燃亮两地社工情"为使命，承先启后，继往开来。同时"社研"亦于2013年在广州市番禺区注册成为社工机构，积极在各方面支持内地社工的专业发展。

二、"社研"工作

1. 内地社会工作专业发展

由 2007 年开始，"社研"积极配合国家的社工发展工作。由"盐田计划"及"深圳计划"开始，再有及后的"东莞计划""广州计划"等，都是社会服务发展研究中心与内地合作的计划。通过这些香港内地之间的合作，让内地可参考香港当年建立社会工作制度的宝贵经验、现时成熟的社会工作制度，以及借助多位经验丰富的资深本地社工的力量，帮助内地更有效地发展具有内地特色的社会工作制度。在"社研"与其他协办机构合作下，已派出诸多资深社工督导赴深圳市各区为社工开展督导工作，以协助内地发展社工本土化事宜。

2. 培训

为促进香港与内地的社会福利服务交流、协助两地社会服务机构发展人力资源，提升业界的服务质量，"社研"积极举办各项专业培训课程、研讨会和分享会，亦与两地不同的机构鼎力合作，举行大型研讨会议，让业界能交流彼此经验，掌握最新发展信息；亦能就业界关注的议题进行深入的探讨，以扩阔彼此的视野和理念。

3. 调查研究

除了促进香港与内地的沟通和交流外，"社研"亦致力进行各项有关本港与内地两地社会的研究调查，为两地政府、决策者和业界提供最新的社会动向和民意，旨在使政策制定得宜，符合社会实际情况和需求。

4. 交流

社会服务发展研究中心自1998年成立以来，举办了多次两地的交流考察活动，考察社会福利服务及交流当地风土民情，促进内地与香港两地的相向交流、认识、了解、相互学习和借鉴，在促进共融与进步的同时，增强了进一步合作，发展了两地的社会福利服务。

5. 推动香港业界发展

为凝聚社福界力量，关怀弱势社群生活素质，替社工争取权益，加强推动内地和香港社会福利及社会工作的发展，为构建两地和谐社会做出贡献，"社研"于2011年正式成立"社言港心"工作小组。通过举办不同活动，就社福发展及民生议题直接向政府有关官员表达意见。

6. 协助内地单位来港交流考察

"社研"协助内地不同单位到香港考察社会福利制度及社工发展，以加促内地推展社工服务的步伐。当中亦通过与香港同工的互相讨论和经验分享，提高了两地人员的共识和视野，加强了两地的交流合作。

社会服务发展研究中心总办事处

电话：（852）2817 6033

传真：（852）2816 0677

电邮：issd@ socialservice. org. hk

QQ：2755389992

香港盲人辅导会
简　介

　　香港盲人辅导会成立于 1956 年，一向秉承着"提供服务及机会以促进香港视力损伤人士平等参与"的使命，致力为香港视力损伤人士提供广泛而全面的康复及职业训练、教育支援、就业辅导、点字及录音读物制作、辅助仪器咨询服务、信息科技应用、眼科及低视能服务、多重残疾视力损伤人士康复、视力损伤长者院舍服务及无障碍设施咨询服务等，协助视力损伤人士独立生活，融入社会。

　　香港盲人辅导会有幸参与编辑及撰写《康复社会工作实务手册》之《视力损伤人士康复社会工作手册》，并得以借此归纳香港及本会视力损伤服务的经验及章法，与中国内地社会服务从业人员交流及分享，促进专业发展，提升视力损伤人士生活质量，推动平等参与，发展社会服务，颇感意义深远而责任重大。

香港盲人辅导会行政总裁

谭静仪女士